歯科医院経営
実践マニュアル

患者さんとスタッフの心をつかむ
デンタルパフォーマンス

国際パフォーマンス研究所　代表
日本大学芸術学部教授
博士（パフォーマンス学・心理学）

佐藤　綾子　著

クインテッセンス出版株式会社　2009

Tokyo, Berlin,Chicago, London, Paris, Barcelona, Istanbul, Milano, São Paulo, Moscow, Prague, Warsaw, New Delhi, Beijing and Bukarest

●まえがき——患者さんが求める3つのもの

私たちが人に会って話をするとき、その話の目的は主として3つの分野から成り立っています。

・何かを知らせたいのか
・相手を楽しませたいのか
・説得したいのか

この目的に従って、これらはそれぞれ「インフォメーションのスピーチ」「パスウェイジョン（説得）のスピーチ」「エンターテインメントのスピーチ」となり、そのときに使うコトバも、顔の表情も、手足の動作もまったく異なったものになってきます。

では、患者さんは歯科医院に何を求めてきているのでしょうか。

もちろん、「歯を治してほしい！」ことは確かでしょう。その内容は、歯や歯茎の痛みの解消、咀嚼力の回復、歯並びや色などの美的なイメージの確保など、さまざまなものが含まれますが、「適切な治療を受けたい」という欲求によって来院していることは、ほぼ間違いないでしょう。

さもなくて、ただ「あの医院のあの先生に会いたい！」という欲求だけでは、「人間関係の確立が第1位であって、歯科治療とは関係がないことだ」と思われますから。

でも、本当にそうでしょうか？

第一の「治療欲求」だけが本当に第1位で、第二の「人間関係の欲求」（人と親しくなりたいと思う「親和欲求」や、人に認めてほしいと思う「承認欲求」、自分らしく生きたいと思う「自己表現欲求」、自分の考えを話したり聞いてもらいたいと思う「自己実現欲求」）は、本当に第2位なのでしょうか？

もしそうならば、なぜ患者さんは「あの先生の説明はわかりやすい」「あの先生は親身になって考えてくれる」「あの先生に治療していただくと励まされる」といったり、あるいは逆に、「あの先生の言い方がとても威圧的で、あまり行きたくない」などと感じ、またそれを口にするのでしょうか。そのとき、患者さんは先生のものの言い方については前述の3つのどれを求めているのでしょうか。

私が本書をまとめることになった最初のきっかけは「治療」と「人間関係」の充足という2つの欲求がセットになって満たされる歯科医院こそ、今のこの社会に生きる患者さんの幸せにとって必要であり、必要だからこそ、2つの欲求を実現できる歯科医院が勝ち残れるのではないか。それなのに現実には、多くの患者さんと歯科医師やスタッフなどの医

4

まえがき

療関係者にとって、この２つの欲求が必ずしもセットとして意識され、歯科医師のものの言い方や自己表現法についてまで、十分対処されていなかったのではないか、という想いからでした。

近年、増加中の歯科の医療訴訟例を調査すると、その多くが初期のコミュニケーションギャップによるものでした。

実際にこの数年間、ことにメディカル・パフォーマンスの分野で国内外の研究に加わり、医師の方々とチームを組んで、診察の現場を見学したり、患者さんのアンケートを取ったり、実験をくり返すうちに、ますますその想いは強くなったのでした。

もしも、歯科医院を訪れたすべての患者さんが、この２つの欲求が同時に満たされて、満足して、心から「先生ありがとうございました」とニコニコして医院を後にすることができたら——歯科医院は、感動と感謝のドラマティックなステージとして、治療を受ける側にも、そのために働く側にも、大きな喜びをもたらすに違いありません。

そして、患者さんの心に「この歯科医院にきてよかった」「この選択は正しかった」「どこの医院か決めかねている人にも教えてあげたい」と、さまざまな「プラスの情動」が動き出すでしょう。まさに患者さんがファンに変わった瞬間です。このとき、第一の欲求充足は、自然に第二の欲求充足と一体になっています。

その結果、患者さんが手に入れたものは**「適切な治療」**＋**「感謝・感動」**＋**「信頼」**の

5

3つの収穫です。

しかも、この3つの収穫は、歯科医師やスタッフの収穫でもあります。スタッフがともに「やりがい」を確認できる収穫でもあるでしょう。

本書では、この3つの収穫を着実に手に入れるため、私が30年間積み重ねたパフォーマンス学の基本的考え方と、具体的なスキルをわかりやすく盛り込んでいくことにします。

「表現されない実力は、ないも同じだ」

このパフォーマンス学の標語のもとに、自己表現を分解し、理想のやり方に向かって再構築することが可能なサイエンスとして、研究と研修を重ねてきて、これまで数えきれないほどの医師・歯科医師・経営者・政治家・教師・弁護士など、人と接するあらゆる業種の方々に、「勉強してみてよかった」と感謝のお言葉をいただいている定評のあるものです。

先生方の毎日が、素晴らしいデンタルパフォーマンスのステージになることを願って、たくさんのご意見をいただけたら幸いです。

さあ、書きすすめてまいります。

2009年6月10日

国際パフォーマンス研究所　代表
日本大学芸術学部教授
博士（パフォーマンス学・心理学）

佐藤　綾子

もくじ

まえがき――患者さんが求める3つのもの／3

序章 パフォーマンス学はなぜ効くか――歯科医院はドラマのステージ／13

第1章 患者さんが心を開き信頼する歯科医のパフォーマンス／21

1 患者さんは診断を聞く前に
　歯科医の自己表現をウォッチしている／22
　患者さんは先生の顔をしっかり見ている／22
　人は2秒間で相手の性格を察知する／23

2 「好意の総計（トータル・ライキング）」で患者さんの心を開く／29
　「好意」発生には仕組みがある／29

3 歯科医の「良い身体動作(キネシクス)」が信頼を生む
　　日本人が好意を持つのは顔の印象が60％／30
　　顔と声に患者さんは敏感に反応／31
　　歯科医の姿勢がものをいう／34

4 患者さんを怖がらせないアイコンタクト／34
　　アーム(腕)の動きや口元のスマイルも重要な身体動作／37
　　下から睨み上げる表情は圧迫感・威圧感を与える／40
　　アイコンタクトの長短から性格がわかる／40
　　「先生の上眼瞼挙筋」は患者信頼のキーワード／41

5 スマイルも歯科医の実力のうち／42
　　患者さんにはちょっとしたスマイルも必要！／46
　　スマイルがないと"怖い"印象を与えてしまう／46

6 "医師の声"が患者さんに与える影響は想像以上！／48
　　声によって患者さんからのクレームに違いが生じる／50
　　歯科医師も自分の声をチェックしよう／50

8

もくじ

第2章 患者さんの心を正確に読み取る／55

1 「アイコンタクト」の減少と「まばたき」の増加は患者さんの不安を示す／56
2 表情は紹介文より重要なメッセージ／59
3 患者さんの声のトーンに気をつけよう／62
4 「適応動作」を見れば患者さんの迷いがわかる／64
5 患者さんの「心理的距離」はここでわかる／66
6 怒りと不満はすぐに読み取れる／68
7 感謝のスマイルと社会的スマイルの見分け方／72
8 患者さんの欲求と性格とバックグランドは顔でわかる／75

第3章 スタッフを強力なチームメイトに変える／77

1 感情の動きをより早くより正確につかむ方法／78

第4章 患者さんが強力なファンに変わる7つのポイント／105

1 医院を患者さん中心のステージにする「エンカウンター技法」／106
2 患者さんの潜在意識を読み取る／108

2 すべてのスタッフの「主人公願望」を平等に扱う／82
3 言葉で褒め、顔で褒める／85
4 褒めるにも最高のタイミングがある／88
5 スタッフをつぶさない叱り方／90
6 スタッフが喜んで動きだす「Iメッセージ」／94
7 スタッフが「やる気」を起こすサーバント・リーダーシップのやり方／98
8 医師の情熱・理念の明示がスタッフの尊敬を生む／101

もくじ

第5章 歯科医の「ATTの心とパフォーマンス」が勝ち残りの決め手／127

1 「3つのC」が歯科医師のストレスを解消する／128

3 患者さんの承認・賞賛欲求をさりげなく満たす方法／111

4 患者さんの自尊心が傷つかない「アサーション技法」／113
「アサーティブな考え方」が満足感を高める／113
アサーション・トレーニング

5 小さなウソや隠しごとを見抜いて不満を未然に防ぐ／115

6 クレーマーを強力なファンに変える究極のパフォーマンス／118
クレームの4つのパターン／121
クレーマーへの3つの対応／121

7 患者さんと感動・共感でつながる
「ラポール形成」が増患の決め手／123,125

2 話の長い患者さんへの明るく賢い対応法／132
　「聞いていますよ」というシグナルを送る／132
　話を切り上げるための3つのステップ「AS受けつぎの原理」／133

3 いつでもできる「ASアンガーコントロール法」
　「10（テン）カウント法」でクールダウンを！／136
　「バルコニー法」と「論理療法」も効果的／137

4 1日1分の「表情トレーニング」を実施しよう／142

5 明るさを伝える「背骨」の活用法／148

6 話を理解していない患者さんへの明るい説得法／152

あとがき──歯科医院は筋書き（プロット）のないドラマのステージ／157

イラスト：伊藤　典

序章

パフォーマンス学はなぜ効くか——歯科医院はドラマのステージ

❖ 歯科医院はドラマのステージ ❖

「パフォーマンス学って何のこと?」「踊りやダンスの研究ですか?」といわれながら、私がパフォーマンス学を開始して、すでに30年以上が経過しています。

ここでの「パフォーマンス」の定義は「日常生活における個の善性表現（佐藤、1995年）」です。つまり、私たちの自己表現は、すべて何らかの良き意図性が伝わったときに、両者の人間関係が成功するという考え方です。

この考え方に立って、歯科医院という医療現場を見ると、歯科医院は患者さんを主役として、歯科医師とスタッフが協力することで創り出す"感動と感謝のステージ"です。

患者さんの喜びと満足を創り出すことを目的として、歯科医師は脚本家であり、演出家であり、時にスタッフを強力な共演者かつ演出助手として、治療というチームワークを完成していきます。

そこでの歯科医院の成功の方程式は——

医院成功＝徹底した演出×専門力×人間力（情熱とインセンティブ）

そのような治療の結果、患者さんは**感動の花束**をもらって医院を出ていく主人公になり

序章　パフォーマンス学はなぜ効くか

≪ 感動の花束 ≫

- 患者さん「美しい歯でよく噛めてうれしい。先生ありがとう」
- スタッフ「先生とともに使命が実行できてうれしい」
- 歯科医師「患者さんが心身ともに健康になってうれしい」
（社会貢献できている）

ます。このときの患者さん・スタッフ・歯科医師のセリフは上ランのようになるはずです。

さて、その伝え方が問題です。

私たちは、コトバで何をどのように伝えるかだけを考えがちですが、実はそれが大きな問題なのです。

たとえば、駄々っ子だって「何か買ってちょうだい」というときは、ただ単語を羅列しているだけではありません。涙を浮かべたり、ときには足をジタバタさせ、お母さんの顔を下からじっと見つめて、全身を使っておねだりをしているに違いありません。

小さな子どもは、自然に全身がモノをいうツールになっています。ところが、大人になると、この意識が希薄になってきます。ましてや歯科医院の先生方は、忙しい診療行為の中で、患者さんとのコミュニケーションを成立させなくてはなりません。

たとえば先生が

「どうですか？　先日治療した歯の調子は？」

という質問に対して、患者さんが「まあまあです」と答えたとします。

でも、その「まあまあ」は"まあまあ噛み合わせもよく、痛みもなく、感謝に満ちた状態"なのか、それとも"実は先生、先日のインプラントはどうも具合が悪くて……"と言いたいのをじっと耐えているのかもしれません。

そのどちらの感情かを読み取るかによって、歯科医師のその次の発言はまるで変わってくるでしょう。

「よかったですね。では、もう数日様子をみましょう」というのか、「どこがどのようにですか？」と聞き返すのか、そこで分かれてきます。

「まあまあ」といっているときの患者さんの目は——ちゃんと医師の視線をとらえて、しっかりアイコンタクトをとっているでしょうか？ 口元に、満足の微笑みが浮かんでいるでしょうか？ 背筋をちょっと前傾させて、うれしそうにコトバを発しているでしょうか？ 患者さんの心を開くためには、そこの読み取りこそが大切なのです。

そこで役に立つのが、社会心理学と演劇学を合体させた、たくさんの実験や研究によるエビデンスにもとづいた、もっとも患者さんから信頼され

16

序章　パフォーマンス学はなぜ効くか

る自己表現スタイルを提案します。
パフォーマンス学の開始当時は「日本人は、あまり自己表現を突き詰めないのが美徳です」という反論もあり、なかなか受け入れられなかったのですが、それでも少しずつ政界・実業界・医療界・教育界などで、そのニーズが認識されてきました。
1989年、聖路加国際病院の日野原重明院長を中心に、医療パフォーマンス学の集会がもたれたのが、日本の医療部門のパフォーマンス学のスタートです。
この第1回の会合は200人の医療関係者がいたのですが、だんだん立ち消えになり、1992年に、私が設立した「国際パフォーマンス学会」の中の医療部門として受け継がれてきています。
首相経験者はじめ、すでに40人以上の国会議員、2000人以上の経営者が私の個人指導またはセミナーを卒業されて、幅広く活躍しておられます。
実際、3年前に2年間、私の歯科医師向けの研修を受けて、歯科医院をひとつ経営していたドクターが、たった数年間で3つの歯科医院を経営し、「それでも毎日が面白くすすんでいますよ」とお礼をくださっていることをみても、歯科医師のためのパフォーマンス学（以下、デンタルパフォーマンス学）が、どんなに先生方に効き目があるのか、おわかりいただけると思います。
今、歯科開業医の先生方は激しい競争下におかれています。より多くの患者さんに来

院してもらい、多数の患者さんを時間内に治療する必要があり、激務に追われていることでしょう。

そうした状況の中で、患者さんの一つひとつの自己表現を正確に読みとり、先生方の最善の自己表現をしていくデンタルパフォーマンスの採用には、次の３つのメリットがあります。

① 患者さんの満足度が向上し、医師への信頼感が高まること
② 診察時間の短縮につながり、診察の効率化に直結すること
③ 医師自身が、患者さんやスタッフとよいコミュニケーションが取れることによって、ストレスがグンと解消すること

〔図表1〕。

次に、デンタルパフォーマンスの基本的な考え方を掲示しましたので、ご確認ください

序章　パフォーマンス学はなぜ効くか

〔図表１〕　　　ＡＳ（佐藤綾子）式デンタルパフォーマンス・マップ

◆本書が目指す歯科医院経営の目的と姿◆

患者さんが感動・感謝に満ちて医院を出ること。
それには、どう演出するか。

歯科医院成功の方程式 ＝
徹底した演出 × 専門力 × 人間力（情熱とインセンティブ）

１．主役は患者さん
２．医師は脚本家であり、演出家であれ。
３．スタッフは共演者であり、演出助手になろう。
そのための実行ポイント⇒医院を感謝と感動のステージに変えよう。

◆デンタルパフォーマンスが目指すリーダーシップのあり方◆

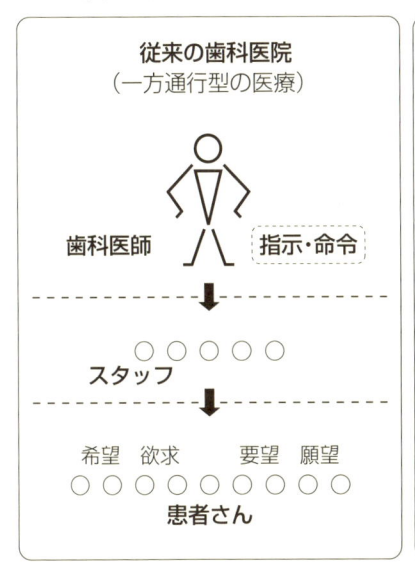

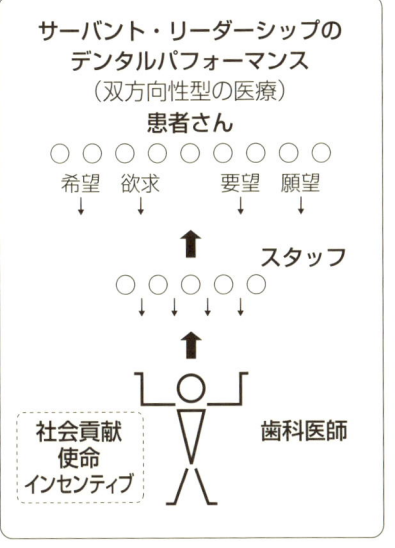

従来の歯科医院 （一方通行型の医療）	サーバント・リーダーシップの デンタルパフォーマンス （双方向性型の医療）
歯科医師　　指示・命令 ↓ スタッフ ○○○○ ↓ 希望　欲求　要望　願望 ○○○○○○○○ 患者さん	患者さん ○○○○○○○○ ↓希望 ↓欲求　↓要望 ↓願望 ↑ スタッフ ○○○○ ↓↓↓↓ ↑ 社会貢献 使命 インセンティブ　　歯科医師

第1章

患者さんが心を開き信頼する歯科医のパフォーマンス

1 患者さんは診断を聞く前に歯科医の自己表現をウォッチしている

★ 患者さんは先生の顔をしっかり見ている

歯科医院の待合室です。Aさんが診察券を出してから、ちょうど15分。自分の前の人の名前を呼ばれてからそわそわし始めました。次が自分の番だからと、時々腕時計をみています。

さて、やっとAさんは名前を呼ばれました。診察室に入ります。当然ですが、Aさんは長々待っていた間に、先生に何を話そうかと意を決しています。それに対して先生はどんな顔をして、どんな返事をするのかと、先生のちょっとした笑顔も見落とすことがありません。逆に先生が、ちょっと気を抜いて、次の患者さんのことを考えながらAさんと話をしてしまったりすると、Aさんに敏感にそれを読み取られかねません。また、先生が前日に友人と深酒をして、今日は意識が集中していないということも、患者さんは非常に敏感に察知します。

いったい、どこから察知するのでしょうか？

第1章　患者さんが心を開き信頼する歯科医のパフォーマンス

クンクンにおいを嗅ぐのでしょうか？

そうではないのです。その秘密は「出会い2秒」の顔の表情の観察にあります。

この点については、今までにも"人は初対面の印象が大切である"とか"出会いの一瞬に相手の感情を読み取ることができる"というような、ごく一般的な著書や学説がうんざりするほどたくさん出されていました。しかし、本当にその印象形成の時間を計測したデータは、まだ日本にありませんでした。

★人は2秒間で相手の性格を察知する

では、患者さんは医師の顔を見て、何をどれくらいの早さで判断することができるのでしょうか？

これについては、米国の心理学者T・ウィルソン博士の「適応性無意識（adaptive unconscious）」の研究論文により、私はだいぶ以前から日本人を対象に、実際のデータを採りたいと思っていました。やっと昨年、この実験に成功しました。

患者さんは名前を呼ばれて診察室に入った後、もしもその患者さんが、先生の気持ちを本当に知りたいという強い熱意さえあれば、たった2秒間で確実に正確に先生の感情について読み取ることができます。

2008年に、私の大学院生7人を実験サンプルとした「第一印象形成の確度と時間」

23

の実験がそれを証明しています。詳細は【図表2、3】で確認してください。

この実験では、まず7人の大学院生の印象を、無作為抽出による100人の学生と社会人たちに見せて、どんな印象を持つかを自由記述で書いてもらいました。

その自由記述の上位36項目を選び出し、その36項目について実験者の顔を2秒、5秒、10秒と、秒数を延ばしながら被験者に読み取ってもらったのです。

2秒の画像が終わると同時に、サンプルごとに受けた印象について質問をし、36項目の上位3項目に丸印を付け、5秒、10秒についても同じ作業を行いました。その結果は、驚くべきことがわかったのです。

社会人も大学生も、2秒の第一印象で相手の性格を正確に読み取っていたのです。それは画像を5秒、10秒と延長しても、ほとんど変化しませんでした。2秒見て"親しみやすい"とされた人は、5秒でも10秒でも親しみやすい人であり、2秒見て"頼りにならない"と判断された人は、5秒でも10秒でも頼りにならない人だったのです。

何ということでしょうか。**顔の表情からその人の性格をしっかり読み取ろう、という意志が被験者にあるかぎり、私たちはごく簡単に相手の性格を読み取ることができる**ことがわかったのです。

実は、顔の表情研究の第一人者であるアメリカのP・エクマン博士は、すでに1970年代に、悲しい、うれしい、苛立っている、嫌悪感、喜びなどの感情を表す13枚の写真に

第1章　患者さんが心を開き信頼する歯科医のパフォーマンス

〔図表2〕　　　　顔における第一印象形成の確度と時間

　　　　　　　　　　実　験：佐藤綾子
　　　　　　　　　　実験日：2008年9月26日、10月11日、15日
　　　　　　　　　　実験サンプル：大学院生7名の画像
　　　　　　　　　　実験回答者：n＝100（社会人40名、大学生60名）

1．方　　法
①質問紙：
　佐藤綾子の先行研究により、以下36項目の第一印象の選択項目を選定した。

1.明るい、2.暗い、3.寛大、4.怒りっぽい、5.まじめ、6.ふまじめ、7.優しい、8.意地が悪い、9.協調性がある、10.わがまま、11.根性がある、12.あきっぽい、13.頼れる、14.頼りにならない、15.親しみやすい、16.とっつきにくい、17.元気がいい、18.元気がない、19.謙虚だ、20.尊大だ、21.あたたかい、22.冷たい、23.正直、24.嘘つき、25.頭がいい、26.頭が悪い、27.有能、28.無能、29.淡白、30.しつこい、31.気が強い、32.気が弱い、33.努力家、34.なまけもの、35.几帳面、36.あらっぽい

②サンプルと回答者：
　あらかじめ撮影した大学院生7名の自己紹介スピーチを、顔面部分のみに限定して音声要素を削除し、画面サイズとレベルを同一化し、各サンプル2秒、5秒、10秒の、異なった長さを持つ画像を作成し、社会人と大学生に各々別の日時と会場を設けて観察させた。
③回答方法：
　2秒の画像が終わると同時に、サンプルごとに受けた印象について、質問紙の36項目の上位3項目に丸印をつけ、5秒、10秒でも同作業を行った。

2　結　　果
①第一印象形成は2秒で確実に行われること、その判断は画像を5秒に延長しても、10秒に延長しても変わらないことがわかった。
②第一印象の読み取りは、社会人でも大学生でも差がないことがわかった。
③2秒の印象把握・読顔力は、日頃の7名の個性と一致しており、正しいことがわかった。

確度と時間に関する実験結果（by 佐藤）

			2秒	5秒	10秒
サンプルD	社会人	第1位 第2位 第3位	1．まじめ 2．気が弱い 3．暗い	1．まじめ 2．気が弱い 3．暗い	1．まじめ 2．気が弱い 3．元気がない (8．) 暗い
	大学生	第1位 第2位 第3位	1．明るい 2．元気がいい 3．親しみやすい	1．明るい 2．元気がいい 3．しつこい (10．) 親しみやすい	1．明るい 2．頭がいい 3．元気がいい (5．) 親しみやすい
サンプルE	社会人	第1位 第2位 第3位	1．まじめ 2．とっつきにくい 3．努力家	1．まじめ 2．努力家 3．几帳面 (6．) とっつきにくい	1．まじめ 2．努力家 3．頼れる (6．) とっつきにくい
	大学生	第1位 第2位 第3位	1．まじめ 2．頼れる 3．頭がいい	1．まじめ 2．頼れる 3．努力家 (6．) 頭がいい	1．まじめ 2．頼れる 3．几帳面 (4．) 頭がいい
サンプルF	社会人	第1位 第2位 第3位	1．頼りにならない 2．なまけもの 3．元気がない	1．頼りにならない 2．あきっぽい 3．元気がない (5．) なまけもの	1．頼りにならない 2．優しい 3．元気がない (8．) なまけもの
	大学生	第1位 第2位 第3位	1．あきっぽい 2．頼りにならない 3．元気がない	1．あきっぽい 2．淡白 3．なまけもの (4．) 頼りにならない (5．) 元気がない	1．優しい 2．親しみやすい 3．なまけもの (4．) 頼りにならない (6．) あきっぽい (7．) 元気がない
サンプルG	社会人	第1位 第2位 第3位	1．明るい 2．元気がいい 3．頼れる	1．明るい 2．元気がいい 3．親しみやすい (13．) 頼れる	1．明るい 2．元気がいい 3．親しみやすい (7．) 頼れる
	大学生	第1位 第2位 第3位	1．明るい 2．親しみやすい 3．元気がいい	1．明るい 2．親しみやすい 3．元気がいい	1．明るい 2．元気がいい 3．親しみやすい

第1章　患者さんが心を開き信頼する歯科医のパフォーマンス

〔図表3〕　　　　　　　　　　　　　　　　　　顔における第一印象形成の

回答者n＝100（社会人40名、大学生60名）
調査項目：36／サンプル：7。本書における図表中では各回答のパーセンテージ省略
（　）内は3位以降の順位

			2秒	5秒	10秒
サンプルA	社会人	第1位 第2位 第3位	1. 親しみやすい 2. 優しい 3. 明るい	1. 親しみやすい 2. まじめ 3. 頼れる (4.) 明るい (5.) 優しい	1. まじめ 2. 親しみやすい 3. 明るい (7.) 優しい
	大学生	第1位 第2位 第3位	1. まじめ 2. 親しみやすい 3. 明るい	1. まじめ 2. 親しみやすい 3. 協調性がある (9.) 明るい	1. まじめ 2. 親しみやすい 3. 努力家 (5.) 明るい
サンプルB	社会人	第1位 第2位 第3位	1. まじめ 2. 優しい 3. 努力家	1. 優しい 2. まじめ 3. あたたかい (6.) 努力家	1. 優しい 2. まじめ 3. 気が弱い (10.) 努力家
	大学生	第1位 第2位 第3位	1. 優しい 2. まじめ 3. 協調性がある	1. 優しい 2. まじめ 3. 気が弱い (5.) 協調性がある	1. 優しい 2. まじめ 3. 気が弱い (9.) 協調性がある
サンプルC	社会人	第1位 第2位 第3位	1. 明るい 2. 元気がいい 3. あきっぽい	1. 明るい 2. 元気がいい 3. あきっぽい	1. 明るい 2. 元気がいい 3. しつこい (5.) あきっぽい
	大学生	第1位 第2位 第3位	1. 明るい 2. 元気がいい 3. 親しみやすい	1. 明るい 2. 元気がいい 3. しつこい (10.) 親しみやすい	1. 明るい 2. 頭がいい 3. 元気がいい (5.) 親しみやすい

ついて、「この写真はどの感情を表しているか」と、アメリカだけでなく、ニューギニアや日本を含めたいくつかの国々で実験を繰り返し、どの民族も顔の表情写真から、正確に感情を読み取ることができることを発表しました。

しかし、2秒で正しく読み取れるかどうかを、日本人対象に詳細に実験したのは、私のこの例が最初です。このデータを見ながら、「2秒」がそんなに大切かと、読者の先生方はつくづく驚かれることでしょう。

先生の側はカルテを見て、さて患者さんにどんな診断を下し、あるいは治療をしようかということに意識を集中していますから、なかなか患者さんの表情を、最初の2秒で判断することは難しいかもしれません。

でも、患者さんはさんざん待った後に呼ばれているので、先生が今何を考えているのか、この先生はどんな先生なのかと、たった2秒でも見ているのです。**顔から感情や人柄を読み取る勝負では、患者さんが完全に先生より有利なところに立っています。**

まずこのことをしっかりと認識しましょう。

これによって、さて診察室でどう行動すれば、もっとも患者さんの心をつかめるのか、あるいは医院のチームワークの中で、どのような自己表現を心がけることで、スタッフの心を一つにしてよいチームワークを発揮させられるのか、第一ヒントがわかったはずです。**先生はいつも最高の顔をしていてください。「すべては顔に書いてある」**のです。

2 「好意の総計(トータル・ライキング)」で患者さんの心を開く

★「好意」発生には仕組みがある

患者さんは、第一に「歯を治してほしい」と思って医院を訪れます。しかし第二には、その先生に好感と信頼を抱かないと、他の医院に移っていきます。

もしも患者さんが医院の近いことや、料金の安いことを重視し、先生に対する好き嫌いは二の次だと割り切って、大嫌いな先生でも歯だけ治ればいいやと思って、歯科医院のチェアに座っているならば、話は別です。

でも、実は、そうではないのです。もしもそうならば、ドクターショッピングはなぜ起きるのでしょうか。

先生がよく自分の話を聞いてくれなかった、ということが遠因となって起きるクレームや訴訟はなぜ起きるのでしょうか。

その答えこそ、本書のポイントです。

患者さんも人間ですから、**医師から治療を受ける際に、治療が確実であると同時に、ドクターが"いい先生"であることを望んでいる**のです。平たくいえば、**患者さんはドク**

ターに対して好意を持てている自分が幸せな状態であり、ドクターに対して好意が持てない自分は、ずいぶんついていない、困ったことであり、この先生とは相性がよくないと感じているのです。

このように、私たちが相手に対して好意を持ったり、反感を持ったりすることに焦点を合わせ、「好意の総計（トータル・ライキング）」という面白い実験を展開したアメリカのコミュニケーション心理学者がいます。A・マレービアンです。

マレービアンは「プリーズ」「ウェル」などの簡単な単語を使って、顔の表情と声の調子を変えて、これら3つを変数とした実験を行いました。

その結果は、好意の総計（トータル・ライキング）＝コトバの印象7％＋声の印象38％＋顔の印象55％というものでした。私たちの好意は、コトバで7％、声で38％、顔でなんと55％決まるというのです。

★日本人が好意を持つのは顔の印象が60％

果たして日本人も、この結果があてはまるのでしょうか？

患者さんは、なぜ「この治療は保険で行いましょう。でもこの歯については、保険治療では無理ですね」といわれたとき、「そのとおりだ。私は先生の説明に耳を傾けよう」と思ったり、「先生はただ単に金儲けをしたいだけで、あまりいい性格とは思えないから嫌

第1章　患者さんが心を開き信頼する歯科医のパフォーマンス

だなあ」と、まるで違う受け取り方をするのでしょうか。

そこで私は、日本においても、マレービアン博士とまったく同じ手法で実験をしてみました。

それは、「どうぞ」「どうも」などの簡単なコトバを使って、日本人モデルをビデオに撮り、日本人を対象にその人に好意を持つか、持たないかを尋ね、好意の原因は顔の表情によるものなのか、それとも声の印象によるものなのか、コトバそのものなのかというアンケートをとりました。

実験結果から、**日本人の好意の総計は「言葉の印象8％＋声の印象32％＋顔の印象60％」**だったのです。

日本人は、アメリカ人よりも、もっとも顔の印象を重視しているという事実に、私も驚きでした。日本文化では、アメリカよりさらにコトバではっきりいわない分、どんな表情や人柄を表現しているのかを、相手の顔で読みとって、その判断によって好感や反感を深めているのかもしれません。

★顔と声に患者さんは敏感に反応

ここに、デンタルパフォーマンスの大きなヒントがあります。

「この歯の治療法があなたにぴったりです」という説明を、先生が一生懸命したとして

も、もしもそのときに、顔と声に温かさがなかったり、専門力に問題があったり、患者さんへのいたわりなどの感情がこもっていなかったら、患者さんは好意を持たないということです。

ここで、声の印象については、もう少し詳しく述べる必要がありそうです。

一般に「声（voice）」といっているヴォーカルの要素は、「声の高低」「話のスピード」「大小などのボリューム」「息漏れ」「間（ま）」「イントネーション」など、コトバを発するときに、私たちが使うすべての音声要素が含まれます。

ですから「この治療法で大丈夫ですよ」と歯科医がいったとき、そのときの顔が本当に「大丈夫ですよ」というアイコンタクトを保っていたか、あるいは「大丈夫ですよ」とコトバの最後を下降調（falling intonation）でいい、声にも十分ボリュームがあったのかどうか、それを**患者さんは敏感に感じ取っています**。

そして専門力もあり、自信もある先生の腕に加えて、私のことを心配してくれていていい先生だなあ、という好意を患者さんが持ったとき、その患者さんは心を開き、先生の説明どおりに実行してみようと思うのです。

32

第1章　患者さんが心を開き信頼する歯科医のパフォーマンス

〔図表4〕　　　　　　　　日本人の好意の総計

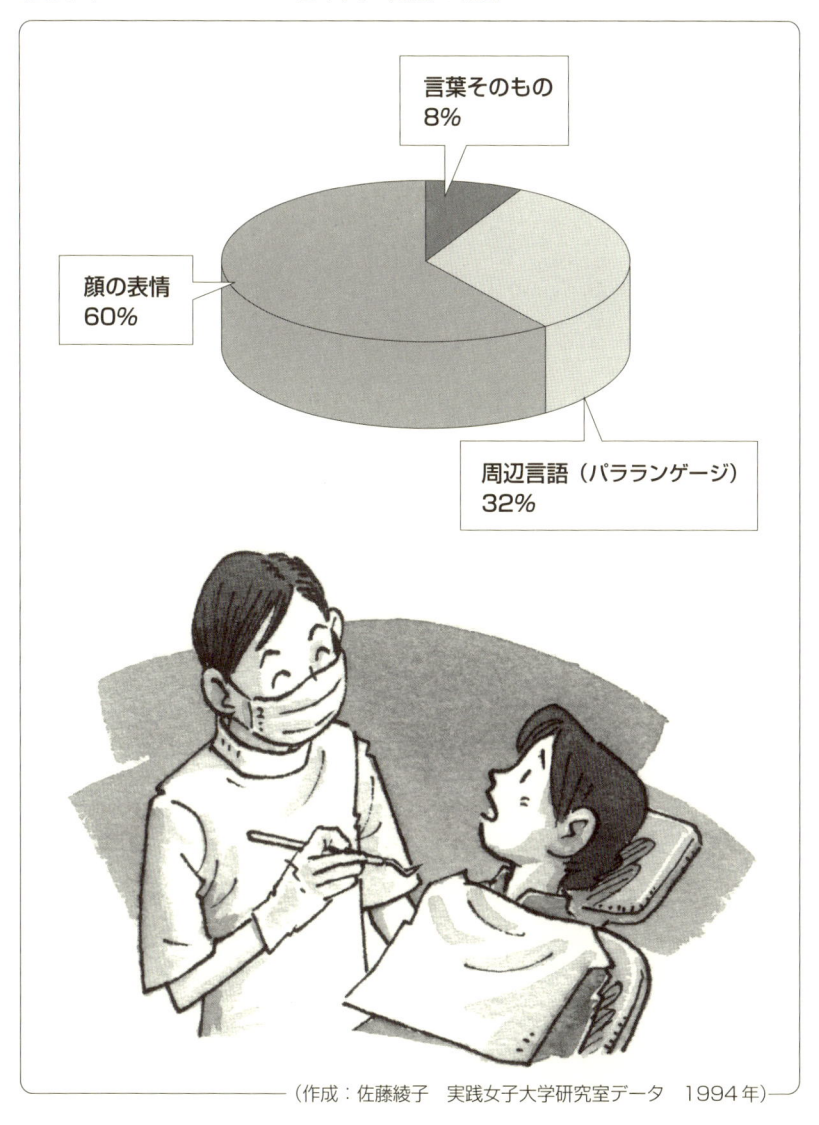

- 言葉そのもの　8%
- 顔の表情　60%
- 周辺言語（パラランゲージ）　32%

（作成：佐藤綾子　実践女子大学研究室データ　1994年）

3 歯科医の「良い身体動作（キネシクス）」が信頼を生む

★ 歯科医の姿勢がものをいう

患者さんは、歯科医師の顔の表情をよく見ていると前項で書きましたが、私がJR御茶ノ水駅前で以前に行った実験では、顔の表情は1・2メートルから1・5メートルまで近寄らないと、なかなか読み取れない場合が多いことがわかりました。

それなのに、患者さんは診療室に入った瞬間から、先生の気持ちや感情をおよそ察知するのは、なぜなのでしょうか？

そのヒントは、「医師の姿勢（posture）」にあります。

御茶ノ水駅前での実験では、3メートル以上離れたところからでも、歩行者の"姿勢がよい・悪い""動作がキビキビしている・ノタノタしている"などを読み取れることがわかっています。

患者さんが診療室に入ってきたとき、先生がイスにかけていて、その背筋がシャンと伸びているかどうかはすぐわかります。この背筋が伸びている、姿勢がいいというときに問題なのが、私たちの背骨です。

34

第1章　患者さんが心を開き信頼する歯科医のパフォーマンス

背骨は、背骨という1本の骨はなく、7個の頚椎、12個の胸椎、5個の腰椎の連なりから成り立っているので、自由に曲げられて便利な一方、気を抜くと一気に背筋が丸まってしまいます。それが、問題です。元気のないときには、脳から「シャンとしなさい」という命令が届かずに、つい背を丸めて元気のない印象になってしまいます（詳しくは148ページ）。

また、先生によっては立って患者さんを迎える場合があります。アメリカのいくつかの医院がそうなのですが、医師が立って患者さんを「〇〇さん、こちらへどうぞ」と出迎えます。そのようなときの**医師の動作（ジェスチャー）**も、患者さんにはいくつかの印象を与えます。

この身体動作は、「動く」を表すラテン語の語幹、kineから派生して「キネシクス（kinesics　身体動作学）」と呼びます。身体動作は、私たちの自己表現の中で、どのようなところに位置づけられるかについては、〔図表5〕の円グラフを見てください。

この図は、パフォーマンスの構成要素です。**言葉そのものが30％の印象伝達をするのに対して、残りの70％を「顔の表情」「身体表現」「空間の使い方」「色彩」「モノによる自己表現」「タイム＆タイミング」「周辺言語（paralanguage）」が占めている**ことがわかりました。

中でも診察室の場合、先生がさまざまな色のスーツを着たり、患者さんに何かモノをあ

〔図表5〕　　　　　パフォーマンスの構成要素

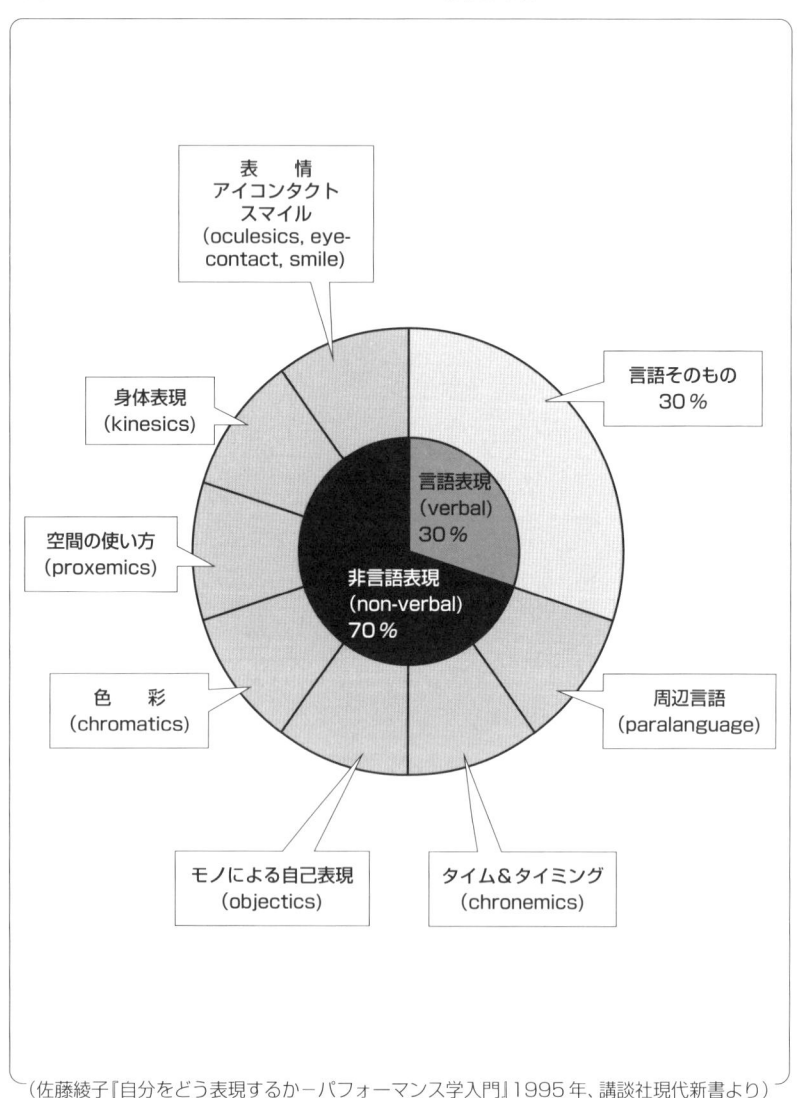

- 表情　アイコンタクト　スマイル (oculesics, eye-contact, smile)
- 身体表現 (kinesics)
- 空間の使い方 (proxemics)
- 色彩 (chromatics)
- モノによる自己表現 (objectics)
- タイム&タイミング (chronemics)
- 周辺言語 (paralanguage)
- 言語そのもの 30%

言語表現 (verbal) 30%
非言語表現 (non-verbal) 70%

（佐藤綾子『自分をどう表現するか－パフォーマンス学入門』1995年、講談社現代新書より）

第1章　患者さんが心を開き信頼する歯科医のパフォーマンス

げたりということは考えにくい場面ですから、先生の身体動作そのものが大事になってきます。

ですから、診察室での先生は背筋をピンと伸ばしていることが重要なポイントです。そして、患者さんに説明をするときにはイスを少し回転させて、患者さんに完全正対するまではいかなくても、少し体を正対する方向に向けて、しっかりとしたアイコンタクトを保って説明することが大切になります。

★アーム（腕）の動きや口元のスマイルも重要な身体動作

最近、私は医師の腕、ほかならぬ診察の"スキルの腕"ではなく、文字どおり"カラダの腕（アーム）"について面白い実験をしました。

S大学眼科教室のご協力をいただいて、私が末席を占める医療パフォーマンスの研究チームが行った実験がそれです。

この実験は、診察室における20秒間の説明映像を7種類作成し、実際の医師にモデルになっていただき（[図表6]の映像①〜映像⑦）、腕の動きやスマイルを中心に、「佐藤綾子のパフォーマンス学講座」という自己表現を専門に学習するセミナーにいる社会人の受講生44名に見せ、印象の一番よいと思うものを選択をしてもらったのです。

アームの動きについては、肘が肩の高さよりも上まで上がる、ちょうど小泉元首相や

37

〔図表6〕 診療室における医師のアームとスマイルの組み合わせ

映像①：スマイルなし、アームの動きなし

映像②：スマイルなし、アームの動き中程度

映像③：スマイルなし、アームの動き大

映像④：スマイルあり、アームの動きなし

映像⑤：スマイルあり、アームの動き中程度

映像⑥：スマイルあり、アームの動き大

映像⑦：診察の終盤だけスマイル、アームの動き中程度

ヒラリーさんが、演説をするときの腕の動かし方を「大」と分類し、肘の高さが肩まで上がっているアームの状態を「中」程度、右腕をカルテの上に置き、左腕は自分の膝の上に乗せっぱなしというアームの状態を「ゼロ」としました。

一方、口元のスマイルについては、大頬骨筋、小頬骨筋、口角挙筋、上眼瞼挙筋などのスマイルを構成する筋肉の動きを測定して、スマイルあり・スマイルなしの2種類に分けました。

結果は、映像⑦のアームの動き中程度で、診察の最後の3・2秒だけしっかり微笑んでいるものが、もっとも好印象を得ていたのです。なお、この実験に使ったセリフは次のようなものでした。

38

第1章　患者さんが心を開き信頼する歯科医のパフォーマンス

「あなたのケガは、目の中に大量の出血が起きている状態です。ボールが相当のスピードで目に当たり、茶目の付け根が裂けてしまったようです。しっかり安静にしていただき、目薬をつけて、出血がひくのを待ちましょう（以上、診断序盤）。

できれば、今日は入院したほうがいいですね（以上、診断中盤）」

このデータから考えると、歯科医師もただ単にカルテを見ながら、あるいは歯を治療しながら、あるいは何かを机の上で示しながら説明するのではなく、ときにはアームも動かしながら、体全体で力動性を伝えていくことが必要だといえます。「先生の体から強いパワーが漂ってくる」「元気のある先生だ」と感じさせてくれる先生を患者さんは好むのですから。

病気でない人でも、自分が話す相手に元気があるほうがよいと思っていますが、診察室を訪れる患者さんは、自分のほうに痛いところ、具合の悪いところがあるので、なおさら**先生には元気や力動性（ダイナミズム）を求めている**のでしょう。

今や、歯科医師も力動感のない知性だけの人はあまり頼られないのかもしれません。どうやら、あまり動作もせずに、ポツポツと説明しているだけではすまない時代になったことは確かです。

4 患者さんを怖がらせないアイコンタクト

★下から睨み上げる表情は圧迫感・威圧感を与える

「しっかり患者さんの目を見て話をしたほうが信頼感を得やすい」ことは確かです。では、その「しっかり」とはどのぐらいなのか？ そこが問題です。本項ではもっと詳細に説明していくことにします。

ある日、私の歯科医師のためのパフォーマンス学研修会が終わった後に、都内で開業している40代の歯科医師K先生から、

「"先生は目が怖い"と、患者さんからも歯科衛生士からもいわれるのですが、同級生からも家族からも、一度もそういうことを言われたことがないのです。医院ではよっぽど怖い目をしているのかと、正直心配になってきました。どんな目つきをしたらよいのでしょうか」

という質問を受けました。

話を聞くときに、相手の目を見つめることを"アイコンタクト"といいます。歯科医師は患者さんに対して伝えなくてはいけない情報があり、それは間違えることが許されない

第1章　患者さんが心を開き信頼する歯科医のパフォーマンス

大事なことですから、つい目に力が入ります。

その結果、目が怖いなどと言われてしまっては、元も子もない気がするかもしれませんが、実はこの**アイコンタクトにはいくつかの秘密がある**のです。

診察室で、先生が初診でこられた患者さんの紹介状やカルテの記入事項を見ているときに、患者さんが入ってくると、先生はイスに座った状態、患者さんは立っている状態になります。そのため、やや下から患者さんの顔を見上げる形になります。

そのときに、先生の視線が強すぎると、まるで「睨み上げる」という表情になってしまうのです。ちなみに、「睨む」という言葉は、ただ着眼するだけでなく、相手を威圧する効果を意味しています。

患者さんは、まず先生に下から睨み上げられ、次にいくつかの質問や説明を、まともに目を見つめられながら受けると、なんとなく圧迫感・威圧感を覚えてしまいます。

★アイコンタクトの長短から性格がわかる

私のアイコンタクトについてのいくつかの実験を、次に簡単にご紹介します。

アイコンタクトは、「長さ」「強さ」「方向性」の3つの要素から構成されています。

そこで、アイコンタクトの長短が、その人の性格にどのような関わりをもっているかを、計測することにしました。これは日本では最初の実験データで、その詳細については、拙

41

著『自分をどう表現するか』(1995年、講談社現代新書)を参照してください。

実験では、学生同士の単純な会話場面(名前とか趣味など)を設定し、イスに座って向かい合って話をしてもらいました。

被験者は男女学生各50人です。そのうち、とくに相手を見つめている時間が長かった男女学生上位5人を抽出し、男女それぞれに、EPPS心理テストという性格テストをやってもらいました。

するとどうでしょうか? 見つめている時間が長かった男子は「顕示欲求」と「変化欲求」が強く、女子は「顕示欲求」と「擁護欲求」(人を守ってあげよう)という欲求が強いことがわかったのです〔図表7参照〕。

一方、相手を支配したいという気持ちに直結する「支配欲求」の強さは、アイコンタクトの長短とは何の関係もなかったのです。

それなのに、患者さんはしっかりと自分の顔を正面から見つめられたり、下から睨み上げたりする先生に威圧感を覚える、つまり相手が自分を支配していると感じるのは、どうしたわけなのでしょうか。

★「先生の上眼瞼挙筋」は患者信頼のキーワード

さて、先の診察室に戻りましょう。先生の側には支配欲求は何もないのに、患者さんは

第1章　患者さんが心を開き信頼する歯科医のパフォーマンス

〔図表7〕　アイコンタクト量の多い男女のEPPSテストによる
　　　　　15の欲求の特徴

(実験年：1993年、調査：佐藤研究室)

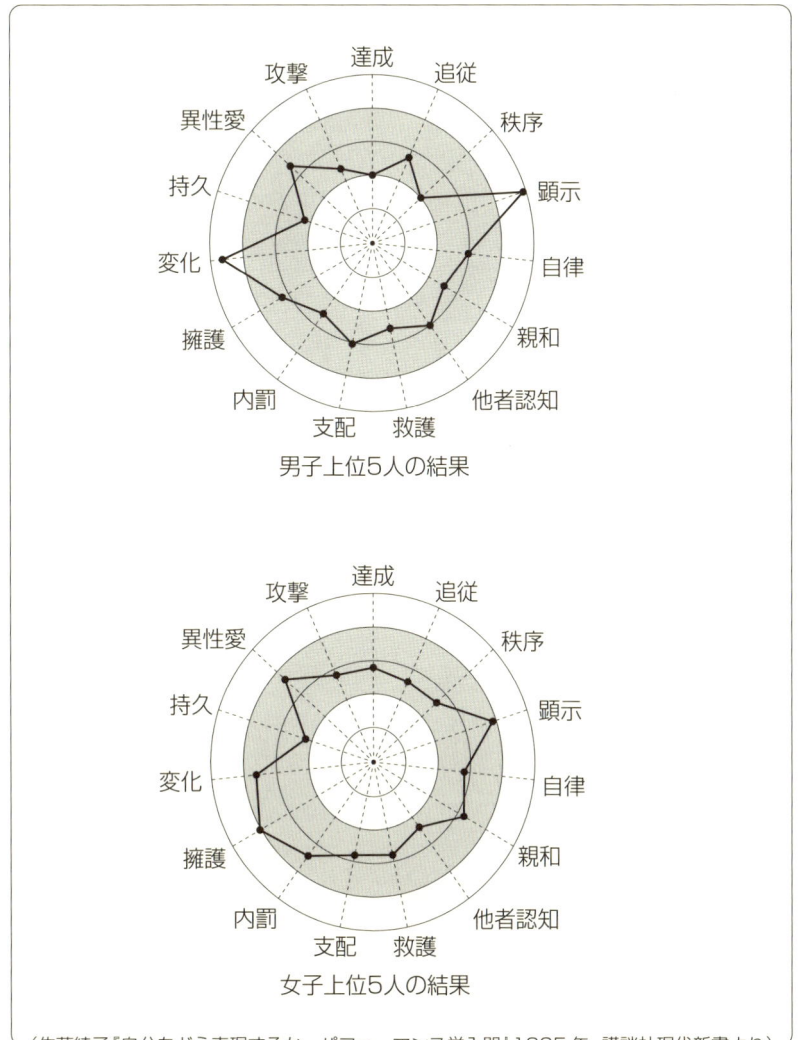

男子上位5人の結果

女子上位5人の結果

(佐藤綾子『自分をどう表現するか－パフォーマンス学入門』1995年、講談社現代新書より)

〔図表8〕　相手に安心感を与える視線の投げ方

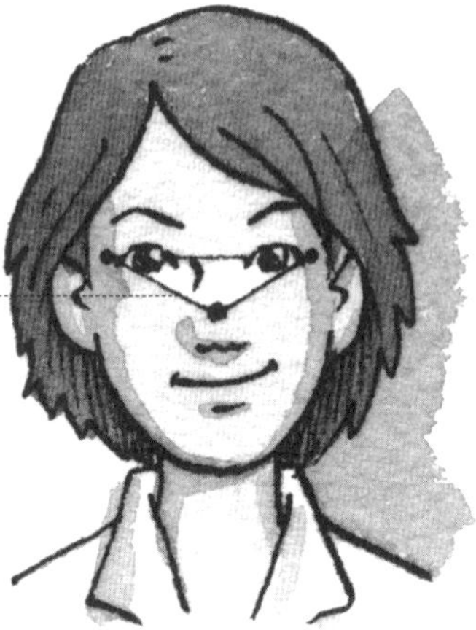

●扁平逆三角形
この範囲に視線を
当てるとよい

　威圧感を感じるのは不思議なことです。
　これには先生の顔の表情のうち、目の上の部分の動きを司る**「上眼瞼挙筋」が大きな意味**をもっていたのです。通常、放っておけば瞼は下に下がってきますが、相手の気持ちを読みとろう、どんな患者か見極めようと思うときは、上眼瞼挙筋にクッと力が入り、結果、強く大きく目を見開くことになります。
　さらに、相手の瞳の中心を見つめ続ける方向性がそこに加わると、患者さんは先生のアイコンタクトがとても強いと感じるのです。
　つまり、**長さ・強さ・方向性の三拍子が揃って大きかった場合に、患者さんは本当に怯えてしまうわけです。**
　それも当然です。多くの患者さんは何かの不安があって診察室にいます。その分、不安感も強いといえます。ですから、先生は患者

44

第1章　患者さんが心を開き信頼する歯科医のパフォーマンス

さんに対して、**少し上眼瞼挙筋をゆるめたソフトで優しい視線で、しっかりと見つめなが**ら話をすることが大切になるのです。

次に、実験者にアイカメラを装着し、被験者の顔を見ながら話をしてもらいました。すると、ここでも面白いことがわかったのです。必ずしも被験者の瞳の中心を見ていなくても、被験者は自分の**両目の目尻と鼻筋の二分の一の点の三箇所を結んだ扁平逆三角形の中に視線があれば、見られた側は私を見つめてくれている、関心を持っていると報告していることです。**

先生はこれを利用すればいいのです。

患者の瞳の中心をギュッと凝視するのではなく、この三角形の安全地帯を、上眼瞼挙筋の力を少し抜いて、あまり長すぎず、といって短すぎるとは思われない程度に見てあげるのです。

1分間あたり32秒以上、つまり全体の会話時間の53％以上が理想です。歯科医の場合、治療の間はマスクをしていることが多いのですが、最初の話をするときや診断結果を話したりするときは**マスクをとって愛情のこもった目**で患者さんを見つめてあげると、患者さんは満足し、先生に心を開いてきます。

5 スマイルも歯科医の実力のうち

★患者さんにはちょっとしたスマイルも必要！

私は博士論文「人間関係づくりにおける非言語的パフォーマンスの研究」のために、1996年に大がかりなスマイル研究の一環として、歯に関する200人の大人にアンケートをとったことがあります。そこで貴重な発見がありました。

歯科医院を訪れる患者さんは、むし歯になって歯が痛い、あるいは歯並びが悪い、歯の色がきれいではない、口臭がする……など、何かしらの歯や口腔内のトラブルを抱えていて、**それが健康の問題だけでなく、時には対人場面での自信のなさにつながっていた**のです。

そのため、歯科医師の「あんまりきれいにはできないかもしれない」とか「この治療でうまくいかないかもしれないけれど、とりあえずはまずそれを試してみて……」といった、説明の中のネガティブなコトバや調子には、過敏なほどに反応します。

同様に、患者さんは先生のちょっとした顔の表情変化にも非常に敏感です。先生が治療の真最中にニコニコするわけにはいきませんが、ちょっとした折にニッコリしてくれると、

第1章　患者さんが心を開き信頼する歯科医のパフォーマンス

励まされた気持ちがするのです。

私の長年のスマイル研究によれば、スマイルには次の3つの効果があります。そして、診察室では、この3つの効果すべてが必要になってきます。

① 相手の警戒心を解く
② 相手に親密感を伝える
③ 相手のやる気を喚起する

このスマイルによって、**患者さんは心を開き、この先生で大丈夫だと安心し、先生のいうとおり治療していただき、自分も一生懸命、指導していただいた歯ブラシなどのケアを実行しようとやる気になります。**

歯科医師と患者さんの間に、そんな人間関係がつくられたときに、患者さんが先生のファンになります。

一般の2人の会話場面であれば、1分間の会話のうち34秒間ニコニコしていると、相手に対し説得力が伝わることが、私の先行研究で明らかになっています。

さらに、スマイルの効果を探るために、都内の某大学病院のご協力をいただいて、外科手術前の説明場面をビデオで撮影しました。

そのビデオをさまざまな職業の一般の社会人に見せて、医師が軽くスマイルをするか、

あるいはまったくスマイルをしない場合、どちらが好ましいか、どう感じるかについて、アンケートをとりました（この実験データの収集については、まだアンケート回答者は現在200人を超えたところで、さらに実験継続中。詳細は藤沢邦見『パフォーマンス教育』第8号参照）。

その結果、相当難しい話であっても、自然な軽いスマイルを浮かべたほうが、患者さんは高い支持をしていることがわかったのです。

もちろん、歯科の先生が診察をしながら笑うことはできませんが、患者さんへの最初のあいさつと送り出しには、スマイルがあると、患者さんに安心されます。

★スマイルがないと"怖い"印象を与えてしまう

K先生は、歯並びの悪い患者さんに、ずいぶんと詳しく保険外治療の矯正について、言葉を尽くし、時間も尽くして説明したつもりでした。ところが、なんとその患者さんは、治療の段階になったら、別の歯科医院に行ってしまっていたのです。

それから半年を経た後、K先生はその患者さんの話を仲間のP先生から聞かされることになりました。

P先生の打ち明け話では、「あの患者さんは、K先生はいつもむっつりして怖い。P先生は笑顔で接してくれるので安心」といっていたとのことです。

第1章　患者さんが心を開き信頼する歯科医のパフォーマンス

K先生は歯科衛生士からも「先生がもう少しニッコリとして説明してくれると、私たちもうれしいのに……」といわれたことがあるそうです。

K先生は、とくに目が大きい上に、目にギュッと力を入れて、話す癖があります。そのため余計に、口元をマスクで隠していて、目だけでじっと見ていると、"あんな怖い顔で睨みつけられるのでは、怖くて治療を受けていられない"と患者さんも思うのかもしれません。

歯科医師は口の周辺の筋肉である口輪筋の部分を、マスクで隠している時間が長いので、ついその表情筋がどう動いているかなどはあまり念頭になくなるのでしょう。そこで、マスクを外しても、口元を動かすのを忘れてしまうのかもしれません。

患者さんには「歯並びを美しく矯正して、理想のスマイルをしましょう」と呼びかけているのに、自分自身があまりスマイルもせずに、いざ微笑もうとすると表情筋がこわばっていて、自由自在に動かないのでは少々問題です。

患者さんとの対話がうまくいき、スタッフもそんな先生の顔を見て安心するように、**歯科医師にもスマイルトレーニングが必要**です（笑顔のトレーニング法については144ページ参照）。

6 "医師の声" が患者さんに与える影響は想像以上！

★声によって患者さんからのクレームに違いが生じる

都内で患者さんから「好感度ナンバーワン」の評判が高い開業医の1人、I先生は趣味が合唱であるためか、本当に響きのよい声をしています。

I先生の医院を訪れたとき、「患者さんから"先生の声を聞くと安心する"というコメントをいただくことが多いんです」と、スタッフの何人かが同じことをいっていました。

I先生ご自身は「いやあ、歯科は腕がすべてとは、どうやらいえない時代のようですね。医師の声や話し方も、患者さんの心理に何かしらの影響を与えているのではないでしょうか？」と率直な質問をされていました。

この質問に対して私は、確信をもって「影響を与えます」と答えました。ちなみにI先生の声は、音の高さでいえばテノールです。少し鼻音がかかったソフトな響きをもち、声量は大きすぎもせず小さすぎもせず、話すテンポはややゆっくりめですが、でものんびりという感じではありません。

この「医師の声」については、カナダのW・レビンソン教授らが長年研究を重ねてきま

50

第1章　患者さんが心を開き信頼する歯科医のパフォーマンス

した。

レビンソン教授は、医師と患者の会話を数百件録画し、その中から言葉の意味を省き、音声だけを取り出すのに成功したのです。高周波の音を取り除いたので、言葉の意味はわからなくなってしまい、残ったのはイントネーション、声の抑揚、リズムだけです。この音声を被験者に聞かせ、どんな感じを受けるかという印象を頼りに、音声を二つに分類したのです。

その結果、びっくりすることがわかりました。**音声に敵意や威圧感が感じられると判断された医師は、温かさや気づかいが感じられると判断された医師に比べて、患者から訴えられた経験が多かったのです。**

とくに歯科の患者さんは、口を開けている間、目を閉じている時間が長いものです。その間にも、先生は歯科衛生士やスタッフに話しかけたり、さまざまな形で発声が続いています。時にその声はマスクを通していて、コトバとしては鮮明に聞き取れないこともあります。でも「声」は聞こえるのです。ですから、患者さんから訴えられる、威圧感や不信感を与える声は、できたら直しておいたほうがよいことがわかります。

ちなみに、私の実験データの中に、社会人55人がスピーチをしている場面を、ビデオに撮り、画像を消去し、音声だけを、100人の社会人に聞いてもらい、どんな印象を持ったかについて、自由記述・単数回答で調べたものがあります〔図表9〕。

〔図表9〕 声の印象
(実験：佐藤綾子、1996年、サンプル55人、回答者100人)

声の質	受ける印象の第1位の項目
高すぎる声	→ 神経質
息漏れ	→ 元気がない
だみ声	→ 性格が悪い → 生活に節度がない
小さい声	→ 自信がない
大きすぎる声	→ 押しつけがましい

★歯科医師も自分の声をチェックしよう

　患者さんに信頼されることは、歯科医師にとって本当に大切なことです。そうであるならば、ほどよい声の高さ、息漏れのないたっぷりとした声の響き、クリアな発声、聞き取りやすい音量に心がけることが大切です。

　とくに**歯科医師の場合、マスクをつけているため、声がくぐもりがち**です。さらに都合が悪いことに、患者さんは先生の**唇の形を見てコトバを読み取ることができません**。頼りになるのは音声だけになるのです。

　歯科医の先生は、患者さんの歯並びだけではなく、ご自身の声を一度テープに録音して、よい響きがあり、クリアな発音なのか、ソフトで温かい声なのか、威圧的な声になっていないかなどのチェックをするとよいでしょう。次ページのチェックシートで、ぜひ一度チェックしてみてください。

第1章　患者さんが心を開き信頼する歯科医のパフォーマンス

〔図表10〕　　　　歯科医師の声のチェックシート

①あなたは、自分の声が患者さんとの信頼関係を　（Yes、No）
　築く上で、重要な要素だと思いますか？

②医師の威圧的な声は、患者を怯えさせ、反応も　（Yes、No）
　過敏になると思いますか？

③あなたの声はソフトで温かい声ですか？　　　　（Yes、No）

④あなたの話のスピードは速すぎず、患者さんに　（Yes、No）
　安心感が伝わる、ゆったりとした語調を保って
　いますか？

⑤発音は明瞭で、たとえマスクをしていても、コ　（Yes、No）
　トバが患者さんに十分わかるよう気をつけてい
　ますか？

★アドバイス★

- Yesが5　　　：**合格です。**
- Yesが3〜4：話すときに「声」をもっと意識してください。
- Yesが2〜0：「声」で嫌われる可能性があります。ボイストレーニングをしましょう。

第2章

患者さんの心を正確に読み取る

1 「アイコンタクト」の減少と「まばたき」の増加は患者さんの不安を示す

患者さんが歯科医師の言葉を、ひとつも聞き漏らすまいと真剣に思うとき、患者さんは随意筋である上眼瞼挙筋を収縮させて、上まぶたをキュッと上に引き上げ、大きな目で一生懸命、先生の目を見つめます。

普通のときは、黒目の両サイドに白目（強膜）が見えて、上下には見えないのですが、患者さんが不安で緊張すると、場合によっては上下にも目の白い部分が現れることがあります。それほど患者さんは真剣なのです。正面から見ると、目が目玉焼き状態で真ん丸くなっているという感じがするときもあります。当然ですが、このときはまばたき回数は減っています。

ところが、歯科医師が治療法について真剣に説明し、それがどうも患者さんの経済状態や時間に対して許される範囲を超えた犠牲を払わないといけないとき、患者さんはつい不安感にとらわれます。それが、なんとアイコンタクトに出るのです。

患者さんはまばたきを始めます。「先生の言っていることはわかるけど、うちの経済状態ではできないな」とか「私のライフスタイルで、食後三度の歯みがきをしろといわれて

56

第2章　患者さんの心を正確に読み取る

もね」といった不満や不安からです。

まばたき（blinks）は、心の中に不安や隠し事があったり、相手の話に疑いを持つとき、その回数が増えることが報告されています。普段のその人の目の状態よりも、まばたきが増える場合は、患者さんの心の中に何かしらの不安があるのです。

普段の説得力のある会話場面では、アイコンタクトは1分間当たり32秒以上、パーセンテージで53％以上が理想ですが、相手の目を見つめ、パチパチとわかるようなまばたき回数は、合計37回以下であるのが、私の実験における日本人の平均値です。

ところが、患者さんが先生の説明に何かの不安を持ったとき、突然にまばたき回数が増えます。

小沢元民主党代表とのテレビ対談の中で「いったい、年金問題はいつ解決するんか？」と、小沢氏が消えた年金記録の数字を明確に示して大声を出したときに、麻生首相の横顔にパチパチとすさまじい勢いでまばたきが出ました。

私は専門家としてテレビ番組に出ていて、その中で分析するために麻生首相の横顔をじっと見ていました。視聴者は気づかなかったかもしれませんが、私がそのまばたき回数をカウントしたところ、1分間50回以上でした。それは麻生首相の不安感の表れだったのです。

もっともこのまばたき回数については、相手が異性であるか同性であるかによっても異なり、相手と自分の座っている距離によっても変わってきます。

57

〔図表11〕　　2者のアイコンタクトと距離の関係 (実験時間：3分)

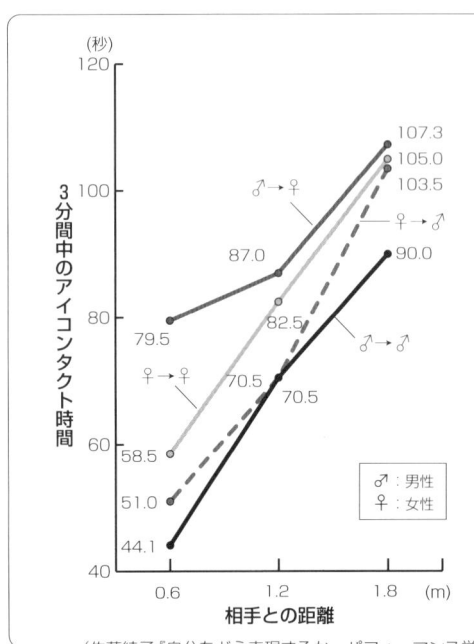

(縦軸：3分間中のアイコンタクト時間(秒)、横軸：相手との距離(m))

♂→♀：107.3、87.0
♀→♀：105.0、82.5、79.5
♀→♂：103.5、70.5、58.5
♂→♂：90.0、70.5、51.0
(破線)：44.1

♂：男性
♀：女性

アイコンタクトは、男性→女性が最大で、男性同士が最小であった。対人距離は、1.8mのときにアイコンタクトが最大で、距離が減るとアイコンタクトは減少する。

(実験年：1992年、実験総数：各組み合わせ10名ずつ)

(佐藤綾子『自分をどう表現するか──パフォーマンス学入門』1995年、講談社現代新書より)

参考までに、私のアイコンタクトに関する実験データ〔図表11〕を紹介しておきます。アイコンタクトと距離と性別との組み合わせです。

このような性別や距離による違いを差し引いてみても、患者さんにまばたきが増えているとき、先生は患者さんの心の中に何らかの違和感があるということに気づいてあげましょう。

そして「今の説明で、おわかりになりましたか？」というように、言葉をかけてみましょう。そのことによって、患者さんを安心させることができます。

2 表情は紹介文より重要なメッセージ

ずっと一人の歯科医師にかかっている患者さんなら、あまり問題はないのですが、引越しなどで、途中からその患者さんを治療する場合、以前にかかっていた歯科医師が、どんな材料を使って、どのような治療をしたのかについて、その先生からの紹介文を読まなければならないときがあります。

その紹介文が、実は診察のマイナスになるときがあるのです。

「右下6番と7番について痛みを訴えており、それについての治療は終了しています。しかし、引越しにより先生の医院に変わりたいとのことです」

という紹介文がついていて、最後のところに「物わかりのよい患者さんで、職業は弁護士で、女性弁護士会の代表的存在です」などと1行書いてあると、つい先生は、紹介文を重要な情報源としてとらえがちです。

結果、その紹介文に注意するあまり、目の前にいる患者さんが、さまざまな感情やさまざまなパーソナリティをもって座っているのに、うっかりその表情を読み落としてしまうのです。

次に、前出の表情研究のオーソリティであるエクマンらの表情分析表の手法にもとづいて私が作った、日本人の顔の表情についての実験用の写真を掲載しておきます【図表12】。この写真①〜⑫から、どんな感情を表現しているのか、読みとって答えてください。

紹介文に、この患者さんは物わかりのいい患者さんであると書いていなくても、ちょっとだけ先生が患者さんの顔を注意して見れば、すべてわかることなのです。

この写真であれば、①のような表情をしている患者さんだと、先生とはいろいろ話しながら前向きに治療をしていくに違いありません。それが2秒で十分なことについては、第1章の実験で詳述しました。

まずは紹介文のメッセージを忘れて、**先入観なしに、患者さんの表情をしっかりと見るようにしましょう。**そして、その表情と紹介文の文章を足して、総合判断をする必要があります。さもないと、紹介文は顔の表情を読み間違えるノイズ（妨げ材料）になってしまいます。

〈図表12の解答〉
①幸福、②怒り、③軽蔑、④軽蔑、⑤怒り、⑥軽蔑、⑦幸福、⑧軽蔑、⑩軽蔑、⑪軽蔑、⑫軽蔑

第２章　患者さんの心を正確に読み取る

〔図表12〕　　　　　　　　AS顔のトレーニング

写真のとおりに表情を真似して筋肉を動かしてみましょう。それは、どんな感情を表現しているでしょうか？

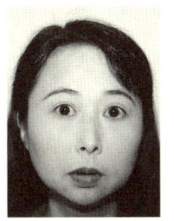

中立

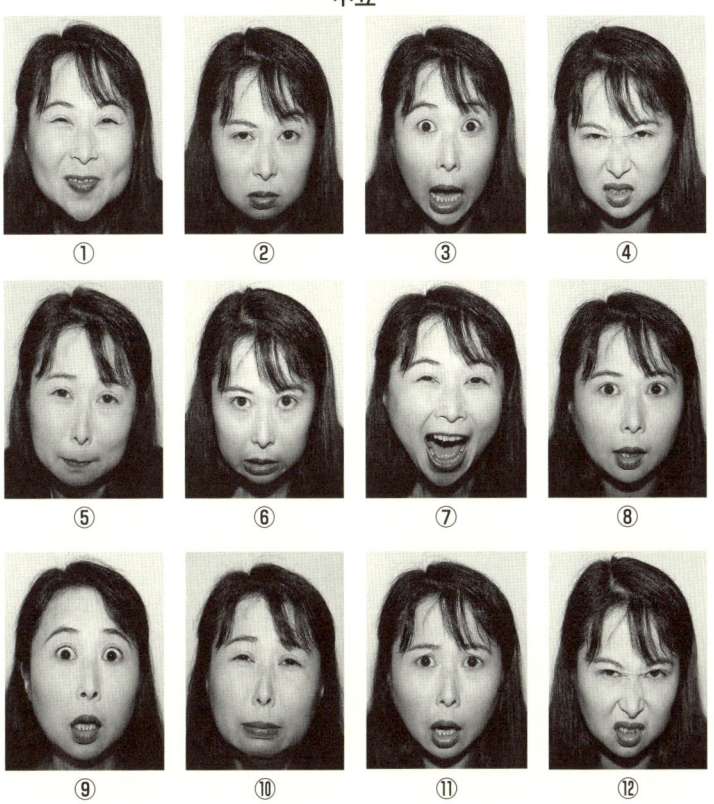

① ② ③ ④

⑤ ⑥ ⑦ ⑧

⑨ ⑩ ⑪ ⑫

－（佐藤綾子『自分をどう表現するか－パフォーマンス学入門』1995年、講談社現代新書より）－

3 患者さんの声のトーンに気をつけよう

先生と患者さんが話をしているときに、患者さんの声が急にゆっくりになったり、突如早口でしゃべりだすことがあります。さらには、甲高い声になったり、低い声でボソボソと話したり、患者さんは声のトーンを変えていきます。

実は、ここに大きなメッセージがあるのです。

たとえば、インプラントの説明をしたときに、患者さんが「そうですか、高額の治療費を要することはだいたいわかりました」というコトバに注目してみましょう。

① 「そうですか、高額の治療費を要することはだいたいわかりました」といったときの、声の高さはどれくらいだったでしょうか？
② 先生の話を聞き終わってから、その答えが出るまでの間は、どれくらいの時間（ポーズ）だったでしょうか？

低い声の場合は迷いを、高すぎる声の場合は、その患者さんが神経質になっていること

62

②のケースで、先生の説明が終わるや否や、患者さんはその声に重ねるように、いつもより高い声で「そうですか、わかりました」と答えていたでしょうか？

これは「かぶせ発言」といって、内心の迷いを打ち払うため、あるいは早く話を切り上げたいため、答えの速度を速めた可能性があります。

ゆっくりと「そうですか、わかりました」といったときは、自分に対しても納得させながら、先生に返事をした可能性があります。ただし、かなり無理をしているのかもしれません。

声のトーンは、すべて患者さんの気持ちのメッセージです。いつものその患者さんの話し方とトーンが違ったら、それはなぜなのかと、まず先生は聞き耳を立てる必要があります。

その上で、コトバを選んで質問を重ねながら、真意を引き出していくことで、患者さんの心にも「先生に十分聞いていただけている」という感謝が湧いてきて、そのあとのムダのない治療につながります。

速すぎる答えは、もうその話を終わらせたいという焦りであり、遅すぎる答えは、内心の迷いや悩みがあると気づくことが大切です。

4 「適応動作」を見れば患者さんの迷いがわかる

先生が少し難しい歯の状態について、あるいはその治療法について、次々と説明をしているときなどの場面を思い浮かべてください。

その患者さんは、手を膝の上において、膝のあたりのズボンやスカートの布地をしきりに触っていたり、自分の手を頻繁に組み替えたり、指先をもて遊んでいたりすることがあるでしょうか。

先生から説明されたことを、しっかりメモしようとしてせっかく持ってきた手帳やメモ用紙を、メモもしないで盛んに持ち替えたり、触ったりしているときもあります。髪の毛を触っていたり、ネクタイのあたりを不自然に触ることもあります。

日本の中年男性が、盛んに首のうしろを片手でなでる動作もそうです。このことは、海外の学会に出ると、世界の研究者から不思議がられる動作でもあります。「なぜ、日本の男性は困ると首の後ろをなでるの？」と聞かれます。

これらはすべて「適応動作 (adaptors)」と呼ばれる動作です。

何か外界に対して不都合なことが起きているときに、自分の体または外界のどこかを必

第2章 患者さんの心を正確に読み取る

要以上に触る動作です。

若い女性たちが電車の中で、やたら自分の爪を触っていたり、枝毛をもてあそんでプツンプツンと切っているのも、この適応動作です。失恋をしたのか、恋人が見つからないのか、何らかの「不具合と感じること」があるのでしょう。

医師が患者さんにせっかく説明しているのに、このような動作が患者さんに出たときは、先生はどんどん説明を続けるのではなく、ちょっとここで説明を小休止することをおすすめします。

そして「何かご不明な点がありますか？ 心配ごとがありますか？」と、そこでコトバをかける必要があります。

立て続けに説明をして、何も患者さんがその気になっていないということが後でわかったら、それこそ時間のムダということになります。

先生の熱弁をふるった説明は、すべて徒労に終わってしまうのです。

適応動作が出たら方向転換すること。

これは話し上手な歯科医師の鉄則です。

5 患者さんの「心理的距離」はここでわかる

患者さんが歯科医師に対して感謝していて心を開き、「先生にピタリとついていって、言うとおりにしようと思っている」のか、それとも「どうもこの先生の言っていることは眉唾だ、本当に腕のいい先生なのかしら」と疑いの気持ちをもっているのか、このような心の距離のことを、パフォーマンス心理学では「心理的距離」と呼びます。

この心理的距離は、一般的にどのようなところから判断するのでしょうか。

心理的距離を計るには、次の4つの変数が使われます。

① 話題の親密性
② 距離の接近
③ スマイルの増加
④ アイコンタクトの増加

イギリスの心理学者M・アーガイルは、私たちが常に相手に対して親しくなりたいと思ったり、もっと距離をとりたいという心理的距離の拡大を願ったりして葛藤を起こす

第2章　患者さんの心を正確に読み取る

ことを指摘しています。

たとえば、患者さんがこの先生は素晴らしいと思って、先生に接近したい気持ちをもっているとしたら、**スマイルは増え、見つめている秒数も増え、先生のほうに身を乗り出すようにして、対人距離を接近させます**。話題についても、「今の先生の○○とおっしゃったことについては、とてもよくわかりました」というように、先生の目をしっかり見て、先生が話した内容に納得したという答えを返してきます。

ところが、どうもこの先生の言っていることは違うのではないか、心の中で先生に対して距離をとりたいと感じているときには、別の先生に代わったほうがいいのではないかと、**スマイルは減少し、アイコンタクトの長さが減り、ときには脇見をしたり、泳ぎ目という目が泳ぐ形になったり、ちょっと体を後ろに引いて、先生の顔と自分の顔の間の距離を大きくとろうとする**のがわかります。

話題の親密性においても、今、先生が説明したこととはまったく違う「先日、新聞にこんな治療法のことが出ていたのですが……」と、急に自分の話ではなく一般論を持ち出して、先生の話の腰を折ってしまうこともあります。

このように、患者さん側が先生に対して、親しくなりたいという「親和欲求」の逆の、「回避欲求」を出してきたときには、説明をちょっと休み、言い方を変える必要があります。さもないと、患者さんは本当に心を閉ざしてしまうでしょう。

67

6 怒りと不満はすぐに読み取れる

もしも患者さんの心に、歯科医師に対する怒りがあれば、どうしてもまともな治療ができなくなってしまいます。時に、被害者意識的な感じ方を伴い、「あの先生に治療してもらったら、こんな目に遭った」というマイナスのPRになる場合もあります。

「怒り」とひと口にいっても、実は私たちの心にはさまざまな怒りがあります。それは、ちょっとした不満から激しい憎しみまで、いろいろなバリエーションを持っています。

では、怒りの情動はどのように生まれるのでしょうか。

一般的には、自分の心の中に何かの欲求があり、その欲求が満たされないときに、これが欲求不満に変わり、溜まった欲求不満が何かの引き金によって、怒りに変わります。

早く治療してほしいと思っても、思ったよりも治療回数が長引くとか、治療料金がかかりすぎると感じる場合、患者さんは医師のやり方に不満を覚えます。それが積もり積もっているところで、ふとしたスタッフのものの言い方などで、簡単に怒りに変化します。

心に怒りが起きると、どうなるでしょうか。いわゆる「腹が立つ」という現象ですが、身体的には体がこわばったり、顔が引きつったりすることがあります。顔が赤くなる場合

68

〔図表13〕　　　　　　　　　怒りの仕組み

怒りの情動
（腹が立つ、ムカツク、身体がこわばる、顔がひきつる）

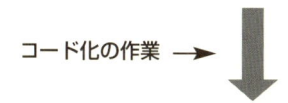

コード化の作業 →　↓

怒りの表現行動
＝

| 攻撃行動 | 怒りの言語表現（バカヤロウと怒鳴る・ののしる）
怒りの非言語表現（睨みつける・殴る・キレる） |

| 抑圧行動 | 怒りの言語表現（沈黙）
怒りの非言語表現（ふさぎこみ・落ち込む・引きこもる） |

怒りのコントロール・社会化
（AS・アンガーコントロール）→　↓

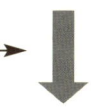

**コントロールされ、バランスのとれた
怒りのパフォーマンス**

同じ怒りの要因に出会っても、その人の性格・特性やエネルギーの大小によって、「攻撃型」と「抑圧型」、そして心のバランスをもった「バランス型」に分かれていく。この「バランス型」への移行に、アンガーコントロールを使うことができる。

（佐藤綾子『上手な怒り方』2005年、ＰＨＰ研究所より）

もあり、激しい怒りで青くなったり、汗が出たりすることもあります。

そして、**患者さんの性格が外向性で元気がいい場合**、攻撃行動に出ることがあります。具体的には怒りの言語表現として、声を荒げたり、ののしったり、文句をいったりする、クレームをつけたりするのもそのひとつです。**内向性でエネルギーがない場合**、ちょっと睨んだり、ふさぎこんでしまったり、黙って医院を変わってしまったり、何かの用で留守電を入れておいても、返事をしないケースもあります。

〔図表13〕で「怒りの仕組み」を見てください。

多くの患者さんは、自分の感情のコントロールができていて、このような怒り方はしません。しかし、最近、怒りっぽい人が増えているのも事実です。

したがって、先生やスタッフは患者さんの顔に、怒りのちょっとした兆しが出たら、まずはそれを早めに察知して、怒りが解消するように、患者さんが求めている答えを話してあげたり、資料を見せたり、ちょっと自分のほうが話し方をやわらげたりしましょう。

怒りの感情をもったときの私たちの表情には、〔図表14〕のような7つの特徴が出てきます。こうした怒りの表情・不満の表情が患者さんに浮かんだら、患者さんの怒りを早く読み取り、それに対処するコトバを早くかけてあげることが重要です。この対処が早ければ早いほど、怒りもおさまり、なごやかな雰囲気になったり、クレームを防ぐことにもなるからです。

70

〔図表14〕　　　　　　怒りの表情：7つの特徴

①眉が下がり、引き寄せられる
②眉の間にタテ縞ができる（このとき使っている筋肉は皺眉筋です）
③下瞼が緊張し、それが持ち上げられることもあるし、持ち上げられていないこともある
④上眼瞼挙筋に力が入って緊張し、眉の動きに従って下がったり上がったり、一緒に動く
⑤両目は見開いて凝視し、飛び出しているように見えることもある（これが目を剥いて怒る、です）
⑥唇がまっすぐか、唇の端が下がった形でギュッと結んだように見える場合もあるし、大声で叫んでいるように長方形の緊張した開口の仕方をする場合もある
⑦鼻腔が緊張している（鼻の穴が膨らんでいるという感じがする場合がある。悲しみでも鼻腔が広がることがあります）

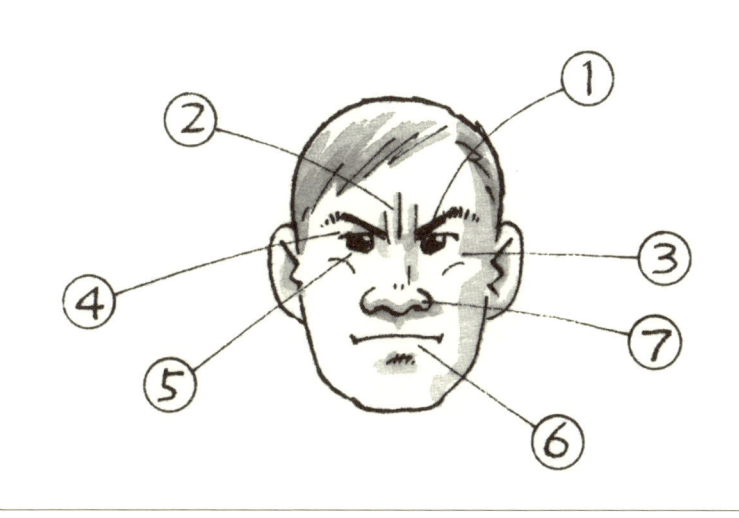

7 感謝のスマイルと社会的スマイルの見分け方

患者さんが歯科医師やスタッフの治療行為に満足し、うれしくなってニコリとして「今日はありがとうございました」と医院を出ていく姿は、待合室の他の患者さんから見ても、何だかとてもホッとするものです。

ところが、私たちの笑いは、本当にうれしかったり、誇らしかったり、いいことがあってニコニコする「快の笑い」と、周囲の状況に合わせて、儀礼的に行われる「社会的スマイル」の2つがあるのです。

なかでも社会的スマイルは、心の中に不安があるのに、それを隠している、別の医院に変わりたいとは思っているけれど、そのことが先生に悟られることはイヤなので、とりあえず先生のコトバにあいづちを打って、軽く笑って見せる……など、自分の内心をごまかすためにも使われます。

高価なお皿を割ってしまって「あら、やっちゃった」といいながら、「ふふふ」と笑ったりするのもその一種で、「価値無化のスマイル」とも呼ばれます。起きたことが何でもないことだったかのように見せる、という目的で笑うものです。

第2章　患者さんの心を正確に読み取る

歯科医師としては、患者さんの社会的スマイルが、実は内心の不安や違う医院に変わりたいといった欲求が読み取られないようにする、そのためのウソの笑いであるケースだとしたら、早めに説明などの手を打ちたいところです。

これについては、子ども時代「ウソ笑い」とか「ウソ泣き」などというコトバを使ったことを思い出してください。「ウソ笑い」は本当にあるのです。

フランスの神経学者デュシャンヌの実験を例にあげてみましょう。

彼は本当に楽しんでいる笑いと、楽しんでいない笑いとは、どのように違うかを発見するために、さまざまな顔の部分を電気で刺激し、それによって起きる筋肉の収縮状況を写真に撮りました。そして、顔面の筋肉は、どのように顔の様子を変えるか、細かく分析したのです。

笑いの表情は、主に大頬骨筋、頬骨から唇の両端へと伸びている筋肉が引きあがって生まれます。ところが、電気刺激によっても、頬の筋肉を動かしてまったく同じ表情を作ることができたのです。ここでは、楽しんでいる笑いと、楽しんでいない笑いに、大差は見られませんでした。

ところが、正直な喜びの感情は、この大頬骨筋の動きに加えて、目のまわりの顔輪筋が一瞬に収縮するという特徴が表れたのです。

1962年のデュシャンヌの研究では、次のように書かれています。

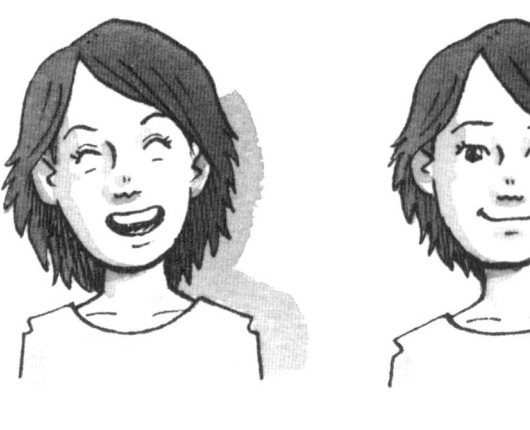

――偽りの喜びであるウソの笑いには大頬骨筋は動くけれど、顔輪筋を収縮させることはできない――

ですから、患者さんが目じりを下げて笑い、そのことによって、目の下の筋肉が盛り上がっているような形で、かつ口のまわりも笑っているときが、本当の感謝の気持ちを持って笑っているときです。

この顔で、「先生、ありがとうございます」といっているときは、先生方と患者さんの間に温かい信頼関係ができていきます。

「社会的スマイル」、ことに「偽りのスマイル」は、スマイルを起こす顔の上半分と下半分の動きに食い違いが出ますから、もしもそのことに気づいたら、この患者さんは「自分に対して、全部の心を開いているとはかぎらない」ということに気づき、慎重な対応を心がけるようにしましょう。

こんな小さな表情のズレに気づくことからも、素晴らしい医院づくりの第一歩は始まっているのです。

8 患者さんの欲求と性格とバックグランドは顔でわかる

欲求と性格が、アイコンタクトの長さと結びつくことは、実験データ〔図表7〕で示したとおりです。「**顕示欲求**」や「**変化欲求**」が強ければ、男性の場合なら見つめる秒数が増え、女性は「**擁護欲求**」と「**顕示欲求**」で秒数が増えるというものでした。

このように、顔の表情は、その人の欲求や性格を正直に表しています。しかし、実際に顔の表情は、性格や欲求だけを表すのではないのです。

たとえば、その患者さんがどんな家庭で育ったのかを読み取ることもできます。表情がよく動き、表情変化が豊かなお子さんは、表情変化の豊かな家族、ことに表情変化の豊かなお母さんに育てられていることが多いのです。

そして、**表情変化は一般的には、その人の繊細な感受性を反映します**から、よく物事に敏感に反応し、さまざまな事柄をよく考えている人は、表情筋もよく動くという実験報告もあります。患者さんの場合は、表情筋がよく動き、よく先生の顔を見ていれば、先生の説明を理解し、積極的に取り組もうと思っている、といっていいでしょう。

それは、ちょうど好きな人を見て喜びの感情を持てば、瞳孔が開き、顔の表情筋が活発

に動き出すことと共通します。そして、柔和な微笑みを浮かべ、目の周辺の筋肉も柔らかなアイコンタクトを保っている人は、落ち着きがある人です。先生の少し難しい説明も、ちゃんと聞いているしるしです。

さらに、表情からは、その人が、経済的に成功している人か、破綻している人かを読み取ることもできます。よく「**成功者は目が輝いている**」といいますが、専門的には、**アイコンタクトの長さ・強さ・方向性がしっかりとしています。上眼瞼挙筋がピンと張り、眉が少し上がっています。**

一方、先生の顔をきちんと見ることができない、下を向いて斜めから見上げたりする、泳ぎ目をしたり、ちらちらと盗み目をする患者さんは、経済的に破綻をきたしています。話すときも相手の顔をきちんと見ることができます。**何か引け目のある環境にいる場合が多いものです。**

とはいえ、こうしたバックグランドの患者さんであっても、相手が患者として来院された以上、先生としては治療を展開しなくてはならないのですから、その人にもっとも合致した治療法を選ぶために、しっかりその患者さんの表情を見ることが大切です。早めに表情による正確なバックグランドを識別することが、患者満足につながる対応ができるということになるからです。

76

第3章 スタッフを強力なチームメイトに変える

1 感情の動きをより早くより正確につかむ方法

患者さんの信頼感を生む最高のステージは、先生が患者さんのために一生懸命医療行為を行い、それに対してスタッフがチーム一丸となってアシストしている姿を見てもらうことです。そうした姿が、患者さんに感動を与え、患者さんは間違いなくその医院のファンになります。そのためには、**先生がスタッフ一人ひとりの感情をいち早くキャッチする必要があります。**

先生がどんなに頑張っていても、ちょっとスタッフが「いやね、うちの先生って本当に勝手なんだから」と、仲間同士でささやき合っているとしたら、けっして十分な「チーム力」は発揮されないでしょう。しかも、それをもしも患者さんが聞いてしまったとすれば、先生の信用は台なしになります。

M矯正歯科医院で実際に起きた出来事は、目を覆うようなものでした。M先生はやる気満々で元気もよく、スタッフに対しても、自分のやりたいことに関しては、きちっと明示しているつもりでした。そして、スタッフ一人残らずが、自分の考えや理念をよく理解しているものと信じていました。

第3章 スタッフを強力なチームメイトに変える

ところがある日突然、チームリーダーのE子さんが「すみませんが、来月一杯で辞めさせてもらいます」といいにきたのです。辞める理由は「体調がすぐれない」ということでしたが、見た限りではとてもそんな感じはしませんでした。本当の問題はその後でした。他の3人のスタッフも、次々と辞めたいといってきたのです。来月から受付スタッフさえいなくなってしまう状況に、M先生は愕然とするしかありませんでした。

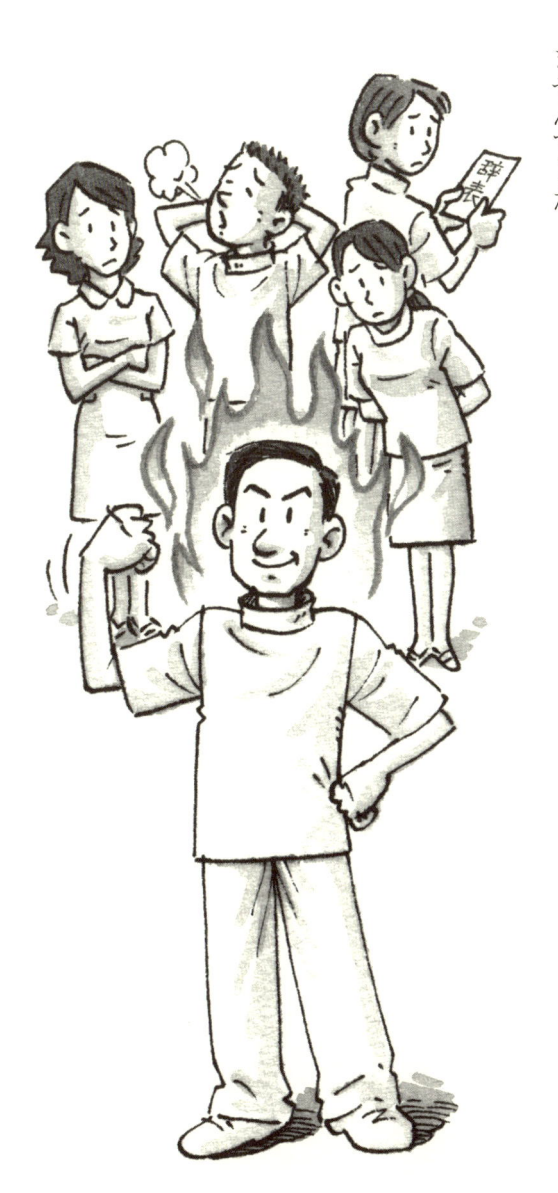

「いつもあんなにハイ、ハイといっていたのに、彼女たちは、そのような不満の信号をいつから発信していたのか。自分はそれを見落としていたのだろうか？」

今さらながら、M先生は頭を抱え込みました。そして、私のところのM先生の医院を訪ねたとき、どうも「スタッフが無表情だ」と感じたことが思い出されたのです。

その話を聞いたとき、私はふと思い当たることがありました。所用があってM先生の医院を訪ねたとき、どうも「スタッフが無表情だ」と感じたことが思い出されたのです。

私たちの心に怒りがこみ上げると、そのとたんに表情筋は動きをストップします。正常な心理状態であれば、**私の実験データ（日本人の平均）で、1分間あたり28秒間以上も表情筋は動いています**。

心に怒りがこみ上げると、表情筋が動かなくなり、顔が強ばった感じになります。目は相手の目を一瞬まっすぐに見つめた後、すぐに目線を逸らし、自分の指先や手元の書類に目を落としたりします。

たった一瞬見た視線が、刺すように鋭いときもあります。下を向いたならなるべく相手と視線を合わせようとしません。声は怒りに震えるときもありますが、張りをなくして語尾が「……」と消え入るような声の出し方をするときもあります。

コトバは、実際に相手の耳に届くときには、さまざまな「音声要素」をともなったメッセージとして相手に伝達されます。「音声要素」とは、声のボリューム、高低、スピード、息漏れ、イントネーション、速度などですが、これらを総称して「周辺言語（パララン

第3章 スタッフを強力なチームメイトに変える

ゲージ）」と呼びます。パラランゲージとは、コトバを発する際に、コトバの印象を決定づけるすべての音声要素の総称です。

その周辺言語が大事なヒントです。ポンポンと高く弾んだ声で、「先生、よくわかりました。やってみます」とスタッフがいったら、それは本心です。

でも「やってみます……」と語尾が消え入るようだと、この場を丸く収めるために、とりあえずやってみるという気持ちになり、不満をかみ殺している場合があります。

ですから、心の中に不満があっても、「はい」といわざるを得ない状況にスタッフがいるかもしれないことを、先生はいつも頭に入れておいていただきたいのです。

そして、スタッフが視線を落としたり、話の語尾が「……」で消えたり、「はい」といっていても、その速度が遅かったりするときには、「何かマイナスの感情があるな」といち早く気づいて、「何かあったの？」と聞いてあげたり、素早くソフトなコトバがけをして対応してください。

そうした不満感情や、もちろん喜びの感情も含めて「先生はいつも私たちを理解してくれている」と、スタッフが実感できることが、先生とスタッフの関係をよくし、スタッフを強力なチームメイトに変えていくことになります。

アメリカの社会心理学者、E・ゴフマンの「チームワークとしての日常の演技の完成」が、そこに誕生します（95ページ参照）。

2 すべてのスタッフの「主人公願望」を平等に扱う

私たちはみな心の中で、その場における"主人公になりたい"という願望をもっています。「自己顕示欲求」は、個人によって程度は違うのですが、大なり小なりの「主人公願望」として誰にでもあります。それは【図表15】のマズローの基本的欲求の段階図を見ていただければよくわかります。

私たちの基本的な欲求は、第1段階の生理的欲求から始まり、第2段階の安全・安定への欲求、第3段階の所属の欲求、第4段階の賞賛・承認を得たいという欲求、そして最高次元である第5段階の「自己実現の欲求」へと向かいます。「自己実現の欲求」は、自分らしく生きたいという欲求で、人間にとって、とっても大切な欲求です。

ここで注目すべきは、その**自己実現の欲求**には「**条件欲求**」があるということです。それが「**自己表現」の欲求**です。自分の考えや思うことを人に伝え、人に理解されたいという欲求です。

院内のスタッフも全員、この欲求をもっています。だから「先生に、自分の言動に目を止めてほしい、耳を傾けてほしい」と思っています。

82

第3章　スタッフを強力なチームメイトに変える

〔図表15〕　マズローの欲求段階

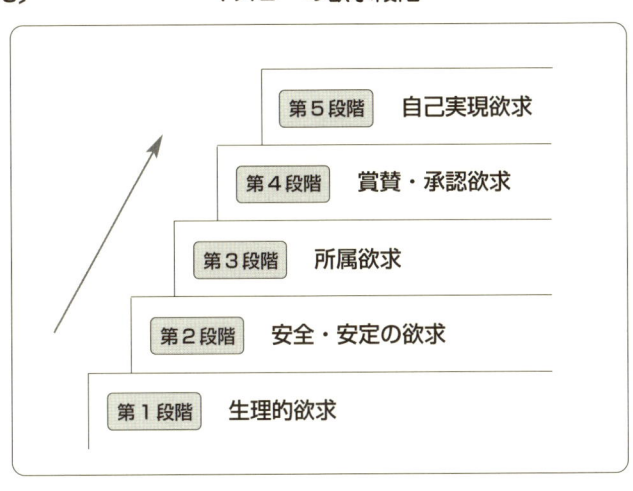

- 第5段階　自己実現欲求
- 第4段階　賞賛・承認欲求
- 第3段階　所属欲求
- 第2段階　安全・安定の欲求
- 第1段階　生理的欲求

しかし実際のところ、先生はいつも忙しく、つい自分が話しやすいスタッフ、いつもニコニコして身近にくるスタッフだけに、目を止めてしまいがちです。その上、「Aさんは、とてもよくやってくれるね」などと、他のスタッフの前で何気なくもらしたりします。

そのとき、そばにいたBさんやCさんは、私たちも同じようによくやっているのに、「なぜ、先生はAさんだけを褒めるのだろう」と、自分たちの行動を見てもらえていないことに対する不満を持ちます。

ここが難しいところです。誰の心にも主人公願望があるのですから、院長先生の立場としては、場面を変え、話題を変え、どこかでスタッフ全員が各々主人公になれるような場面を見つけ出し、できたら全員褒

「受付はAさんがいるから安心して頼めるよ」
「技工士のBさんは素晴らしく腕がいいから、ボクも自慢できる」
と、それぞれの専門分野をうまくからめながら、みんなを平等に引き立てていくような工夫をしましょう。さもないと、ある人は主人公願望が満たされ、他の人は常に脇役であることに、だんだん不満を持ってきます。

現在の20代の若者たちは、少子化社会という兄弟の少ない家庭環境で、「我が家の王子様・王女様」として、ちょっとしたことでも盛大に褒められて育ってきています。それが医院という集団組織の中に入り、4人、5人、時には10人のスタッフと一緒に働くとき、彼らは、他の人たちが主人公になり、自分はいつも脇役という事態を経験します。すると彼らは、過敏なくらいそれを不満に感じてしまうのです。

そこで、演出家としての先生の出番です。

一人ずつに活躍の場を与え、その人にスポットライトを当てて褒めていくこと。スタッフ一人ひとりに対する先生の期待を、口に出して伝えること。それが、スタッフの主人公願望を平等に扱うことになり、みんなを張り切らせ、結果、スタッフがニコニコと動き始めます。

3 言葉で褒め、顔で褒める

「主人公願望」に続き、「承認・賞賛の欲求」も誰にでもあります。

社会的動物である人間にとって、とりわけ人に褒められて、この「欲求」が満たされるのは快感です。ですから、小さい子どもでも、褒められれば得意になって胸を張ってそり返ります。褒められることは誰にとっても快感なのです。

さて、問題はその褒め方です。口で「よくやったね」ということは、もちろん最低限必要なことです。ところが、もしも先生がそのとき、ニコニコしたり、目を細めたり、ポンと肩をたたいたりするという「非言語」の部分を忘れてしまうと、とんでもないことが起こります。

先生の言語によるメッセージと非言語によるメッセージが、矛盾した方向性のものを発信していたとき、相手はそれを受け取って、どちらを信じたらよいのかわからずに混乱する「**二重縛り（ダブルバインド）**」の心理状態になります。それは、お母さんが小さい子どもを相手にしたアメリカの心理学者の実験があります。それは、お母さんが実際に子どもが泥だらけの子どもに「お母さんはあなたを愛しているわよ」といいながら、

の手で近寄ってきたときに、後ずさりしたりすれば、本当に自分は愛されているのかと、子どもの心は分裂気味になるというものです。

スタッフも同じです。先生から口先だけで「よくやった、えらい。今度のボーナスを奮発するよ」と、無表情にいわれたりすると、その真意がどこにあるのかと疑い、喜びも半減してしまいます。**褒めるときはコトバだけでなく、顔の表情でも褒めましょう。**先生自身が「キミのいることが、本当に幸せである」ということを、コトバと態度の両方で、同時に示していきましょう。

「**幸福の表情**」は、いいことがあったとき、私たちが無意識にやっているのですが、「はて、それはどんな表情だったか」は、ほとんどおぼえていません。幸福の表情を分析してみると、〔図表16〕のようになります。

そんなことを意識して、いちいちやっていられるかといわずに、ぜひ先生も朝晩、鏡に向かうときに、何かとてもうれしいことがあったときのことを思い浮かべながら、喜びの表情を練習してみてください。鏡に向かってうれしそうにニッコリするのです。

この表情を実際に顔に浮かべながら、コトバでスタッフを褒めてあげると、それがスタッフにとってより強い効果になり、もっともよく褒められたという実感を持ちます。先生はなるべく幸せな顔をして、スタッフをよく褒めてあげることを心がけていただきたいものです。それによって、スタッフは喜々として活発に動き出します。

〔図表16〕　　　　　　幸福の表情とは……

①唇の両端が後ろに引かれ、多少上がっている。簡単にいえばボートの船底くらいの形になっています。

②口は開いているときも、閉じているときもあり、歯が見えなかったり、見えたりします。スマイルを浮かべているということは、歯が見えていても見えなくてもスタッフはきちんと認識できます。それは、頬の筋肉を見ているからです。

③鼻から唇の両端を越えた、外側まで走る大きな皺が見られることもあります。この皺に関していえば、オバマ米大統領が演説のとき、頻繁にこの表情筋を動かしていることがＴＶニュースや写真でよく見られます。にこやかな、自信に満ちた、うれしそうな感じです。

④口角挙筋・大頬骨筋・小頬骨筋が働いて、頬が持ち上げられています。下瞼の下に皺が見えるとき、下眼瞼挙筋には必ずしも力が入っていません。目じりからカラスの足跡のように、皺が外へ外へと広がっていき、これは本当にうれしそうな顔という顔になります。

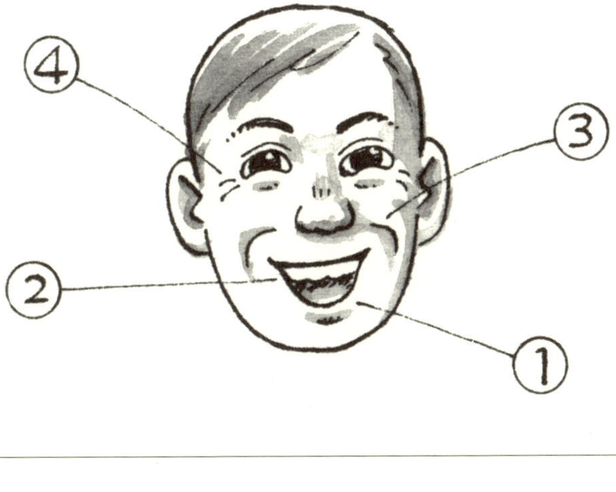

4 褒めるにも最高のタイミングがある

先生は、スタッフの仕事ぶりや結果に「よくやったな」と思っても、ついつい目先の忙しい仕事に追われて、褒めるタイミングを逸することがおおいでしょう。

次から次へと患者さんが続いてしまうとき、診療が終わるとすぐ、学会やその他のことで飛び出さなければならないとき、先生は「歯科衛生士のAさんはとてもよくやった」「受付のCさんの対応がとてもよかった」「技工士のBさんも、今日は最高の技術を発揮した」と思いながら、忙しさにまぎれて褒めるタイミングを逸してしまうケースはよくあることでしょう。そのようなときは、きっと「後でまとめていえばいいや」と思っているはずです。

では、次の日になって「昨日のAさんの説明のしかたはとてもよかったね。患者さんが"歯ブラシのしかたがよくわかった"と喜んでいたよ」と、実際にいえる確率はどれくらいあるのでしょうか。

実際は、次の日は次の日の多忙な仕事があるので、「褒め忘れ」が生じることが頻繁にあります。

私の場合でいえば、自分の事務所のスタッフについては、どうしても当日褒めていられない場合は、外に飛び出してからメモを書いておいて、あとで渡したり、直接、携帯メールで具体的に書いて、相手に送ったりしています。

しかも、本人の感情の問題を考えると、なおさら翌日ではまずいのです。そのときの「賞賛欲求」をタイミングよく満たしてもらえなかったことで、不満を感じる時間を作ってしまうからです。

だから、気の抜けたビールと一緒で、次の日になってから「Aさん、昨日はよくやったね」といっても、あまり効果が上がりません。

まして、翌日褒めることすら忘れていて、他のスタッフから「先生、Aさんは昨日、素晴らしい話し方をして患者さんから褒められたんですよ」といわれて、あわててAさんに向かって「そうだったね。そういえば本当にキミは素晴らしいね」というような褒め方は、「二番煎じ」になります。他のスタッフの誰かが褒めたので、それに追随しているという印象を与えてしまいます。

院長先生がスタッフを褒める最高のタイミングは、とにかく「一番褒め」なのです。どんなに忙しくても、たったひと言でけっこうです。「おっ、すごい」や「えらいね、よくやったね」という褒め言葉を一日に、何度か口に出してみましょう。医院がグングン明るくなります。

5 スタッフをつぶさない叱り方

ちょっと叱ったことで、一気にスタッフが先生に対して距離をとってしまった経験をお持ちではありませんか？

"スタッフがもっと良くなってほしい"と、先生は愛情を持って叱ったのに、叱られたスタッフが萎縮してしまったり、逆に先生に恨みの感情を持ってしまったのでは、叱る行為も逆効果です。

しかし、失敗したのに叱らないと、全体の空気がだれてしまいますし、ミスが続出する場合もあり、先生としては、どうしても叱らないわけにはいきません。

ところが叱ったことで、余計にスタッフをつぶしてしまう例が多く、私もよく相談を受けます。

そこで、有名な心理学者P・B・ザヤンスが行った「クラッチ操作の実験」の結果を出して説明すると、先生方は一気に納得なさいます。

ザヤンスは、自動車のクラッチの操作を人の前でやらせたのです。すると、ベテランの運転手はギア操作がどんどん速くなり、正確になりましたが、逆に新人の運転手は

第3章　スタッフを強力なチームメイトに変える

操作ミスが続き、全体の精度と速度が落ちたのです。

この実験は、心の中に自信があれば、人が見ていることによってさらに仕事の能率が上がるが、自信のない人は人に見られることによって、逆に能率が落ちるということを示しています。

叱るという動作は、もともと大きな心理的プレッシャーをスタッフに与えます。「どうして、この書類が抜けているんだ」「大事なメモをなくすなんて、何を考えているんだ」「事前準備をしておくように、いったはずだろう」というように、先生は感情をストレートにぶつけた場合、このプレッシャーは、スタッフがそれに耐えようとする力を越えてしまいます。

ところが、とくに開業医の先生は、ご自身が一国一城の主であり、あまり人に叱られた経験が少ないこともあり、叱られた人の惨めさがなかなか理解できないのです。しかし、スタッフにしてみれば、その場の最大の力をもつボスから叱られることは、自分の自尊心がぺちゃんこになってしまうのです。

ですから、**その人の自尊心をつぶさない「励まし型の叱り方」**が大事になります。この励まし型の叱り方のポイントは、次の2点です。

第1のポイント──全体否定をせずに、部分否定で叱ること

〈悪い例〉「この書類はなんだ、何を考えているのだ。いつもと違うのではないか」
〈よい例〉「キミはいつも素晴らしいけれど、今日のこの書類だけはダメだね」

第2のポイント──Iメッセージを使うこと

〈悪い例〉「キミはどうしてそうノロマなんだ」
〈よい例〉「キミがもう少し急いでくれると、ボクは助かるよ」

英語では You are so slow といえば、その文章の主人公はYOU、つまり叱られている相手になります。

けれども「もし、これをキミが早くやってくれたら、ボクは助かるよ」といったらどうでしょうか。この場合、もし○○したらという条件説の中では、相手が主人公です。しかし、「〜してくれたら、ボクは助かるよ」という文章全体の主語はI（アイ）、つまり先生の側になります。

そして、主人公である先生は「助かる・うれしい・感謝している・ハッピーだ」という文章で話すのです。原則として、人が助かったり、うれしかったりすることを歓迎しない人間はいません。ですから、先生が喜ぶのならスタッフも安心して「頑張ろう！」となるわけです。これがIメッセージの効果です。

第3章　スタッフを強力なチームメイトに変える

〔図表17〕　　　　YOUメッセージからIメッセージへ

★次のYOUメッセージをIメッセージで表現してください。

1.「キミはなんてノロマなんだ、イライラするよ」
　→　_____

2.「キミは忘れっぽいね」
　→　_____

3.「キミはおっちょこちょいで、へまばかりやる人間だ！
　　気をつけなさい」
　→　_____

4.「キミのコトバづかいは患者さんに失礼だ」
　→　_____

《 よい転換例 》

→1.「キミがもう少し急いでくれると、ボクは助かるよ」

→2.「ちょっとメモをする習慣をつけてごらん。ボクも
　　そのほうが助かるから」

→3.「何か書いたり、手渡したりするときは、その前に
　　見直し作業を入れてくれると、うれしいよ」

→4.「患者さんを大切に思って、ていねいなコトバがけ
　　をしてくれると、ボクも他のスタッフも幸せだね」

6 スタッフが喜んで動きだす「Iメッセージ」

上手な叱り方がわかったところで、次は上手に仕事をしてもらうにはどうしたらいいかを考えることにしましょう。

患者さんには「つらいでしょうが、これくらいの痛さはガマンしてくださいね」と、言い方を工夫しながら伝えている歯科医師の先生も多く見られます。ところが、相手が自分のスタッフとなると、何かの仕事を命ずるときのモノの言い方が、つい命令口調になりがちです。

しかし、昔と違って「早く掃除をしろ。イヤなら辞めてしまえ」「そんなことぐらいは、ちゃんとやりなさい。できないのは頭が悪すぎるぞ！」などという言い方は、パワハラであることはもちろんですが、開業医の先生ならば、昨今は命取りになりかねません。スタッフや歯科衛生士が不足しているため、先生と相性が悪いと、自ら職場を変えることはそう難しくないという事情があるからです。

にもかかわらず、やはり先生は自分の言いたいことをきちんと伝えて、スタッフに理解させて、行動してもらう必要があります。しかもそれには、「萎縮させてしまったり、嫌

第３章　スタッフを強力なチームメイトに変える

われてしまったりしないで……」という条件がつきます。

ここでも、大きな役割を果たすのが「Ｉメッセージ」の考え方です。

アメリカの社会心理学者のＥ・ゴフマンは、病院を舞台にしていくつかの観察をしたパフォーマンス学の世界における草分けです。

彼は著書『Presentation of Self in Everyday Life（邦訳『行為と演技』）』の中で、次のようなポイントを指摘しています。

――私たちの日常の演技（パフォーマンス）においては、どんなに主役が頑張っても、周りの脇役たちがそれと反対のことをやったら、すべての演技が台なしになる。チームメイトは演技が成功か否かを分けるのに重要である――

歯科医院における演出のチームメイトは、歯科衛生士や受付のスタッフたちです。

先生は、スタッフにうまく要望・注文を伝えて、イキイキと働いてほしいとお思いのはずです。

「何とか工夫して〇分間でこれを作りなさい」「正確に患者さんの名前を覚えておきなさい」……などと、スタッフへの注文は喉元まであふれていることでしょう。

しかし、仕事の指示のために、先生が「キミは〇〇すべきである」という単純な主張の文章を、そのまま口に出すことは、あまりいい結果を生みません。

英語では「You should do 〇〇」「You must do 〇〇」の言い方です（YOUメッセージ）。

主張ははっきりと伝わりますが、威圧的な感じに伝わるのが欠点です。

これに対して「キミがもし30分でこれを作ってくれたら、ボクはすごく助かるよ」「患者さんの名前を、正確に早く覚えてくれると、ボクとしてはありがたい」というように、相手にしてもらいたいことを、文章前半の条件節の中に入れ、結果的に自分がプラス感情になるということを、文章後半の結論にもってくる言い方（Ｉメッセージ）でいってみましょう。

英語では「If you do ○○, I am happy」「If you do ○○, I will be glad」という具合です。

このように、前向きでプラスのメッセージをこめた「Ｉメッセージ」で結ぶ言い方を自由に使えると、スタッフは、上から目線の命令でなく、仲間として協力を呼びかけられていると感じます。

スタッフは「先生は私を大切に扱ってくれている」「大切な仲間として扱ってくれている」と感じて頑張り始めます。

〔図表18〕に、「ＹＯＵメッセージ」と「Ｉメッセージ」の言い換えシートがあります。先生もぜひこのシートで指示の練習をして、職場で実践してみてください。その効果は絶大です。

96

第3章　スタッフを強力なチームメイトに変える

〔図表18〕　スタッフが喜んで動き出す「Ｉメッセージ」
　　　　　～ＹＯＵメッセージからＩメッセージへの転換法エクササイズ～

事例1　スタッフがまだ新人で実力がないのにタメ口でものをいう。ものの言い方を変えてほしい。

〔ＹＯＵメッセージの例〕
医　師：「キミは、そんなものの言い方をしたのでは通らないよ」
〔Ｉメッセージの他者肯定スタイルでいってみましょう〕
医　師：「　　　　　　　　　　　　　　　　　　　　　　　」

アドバイス　いかがですか？　次のようにいえたら最高です。

医　師：「今まではその言い方でよかったかもしれないけれど、ここではちょっと変えてくれるとうれしいね。○○さんと○○さんがモデルになるかもしれないよ」

事例2　スタッフの仕事が遅くてイライラしている。素早く動いてほしい。

〔ＹＯＵメッセージの例〕
医　師：「キミは、他の人に比べて仕事が遅いんじゃないの？　もっと速くしたらどうなの」
〔Ｉメッセージの他者肯定スタイルでいってみましょう〕
医　師：「　　　　　　　　　　　　　　　　　　　　　　　」

アドバイス　こんなふうにいえたらいいですね。

医　師：「キミが、もう少しだけスピードを上げてくれると、ボクも他のスタッフも助かるよ」

事例3　気が抜けているのか、不注意やミスが多い。

〔ＹＯＵメッセージの例〕
医　師：「何をボンヤリしているの。もっと注意深くしなさいよ」
〔Ｉメッセージの他者肯定スタイルでいってみましょう〕
医　師：「　　　　　　　　　　　　　　　　　　　　　　　」

アドバイス　こういう言い方ができたらベストです。

医　師：「キミがもうちょっと注意深くなると、きっとミスが減ると思うよ。その成果がボクも楽しみだ」

7 スタッフが「やる気」を起こすサーバント・リーダーシップのやり方

医院のトップは院長であるドクターです。かつては、詳細な説明をしなくても、ただ「俺が決めたから、俺についてこい」といえば、スタッフは理由も聞かず「ハイ」といって、多少気分が乗らないときでも、黙々とついてきました。

個人主義が発達した社会状況の中で育ち、しかも少子化の家庭で甘やかされることも多かった若い世代のスタッフには、こうした従来型のリーダーシップは、もはや医院では通用しなくなってきています。

影響力の伝達を、自分の権力や地位を使って、上から目線で命令することに反発するスタッフもいれば、適当に聞き流す術を覚えてしまい、「ハイハイ」と口でいっているだけで、なかなか動かないスタッフが増えてきているのです。

1900年代初めに、アメリカのAT&T社のR・グリンリーフらが提唱した「サーバント・リーダーシップ」の考え方と実践方法は、従来型のリーダーシップとまったく方向性が違います。日本でも、私が直接存じあげている資生堂の池田守男元会長などが、サーバント・リーダーシップの実践者です。

98

第3章　スタッフを強力なチームメイトに変える

〔図表19〕　　　　　　　リーダーシップのあり方

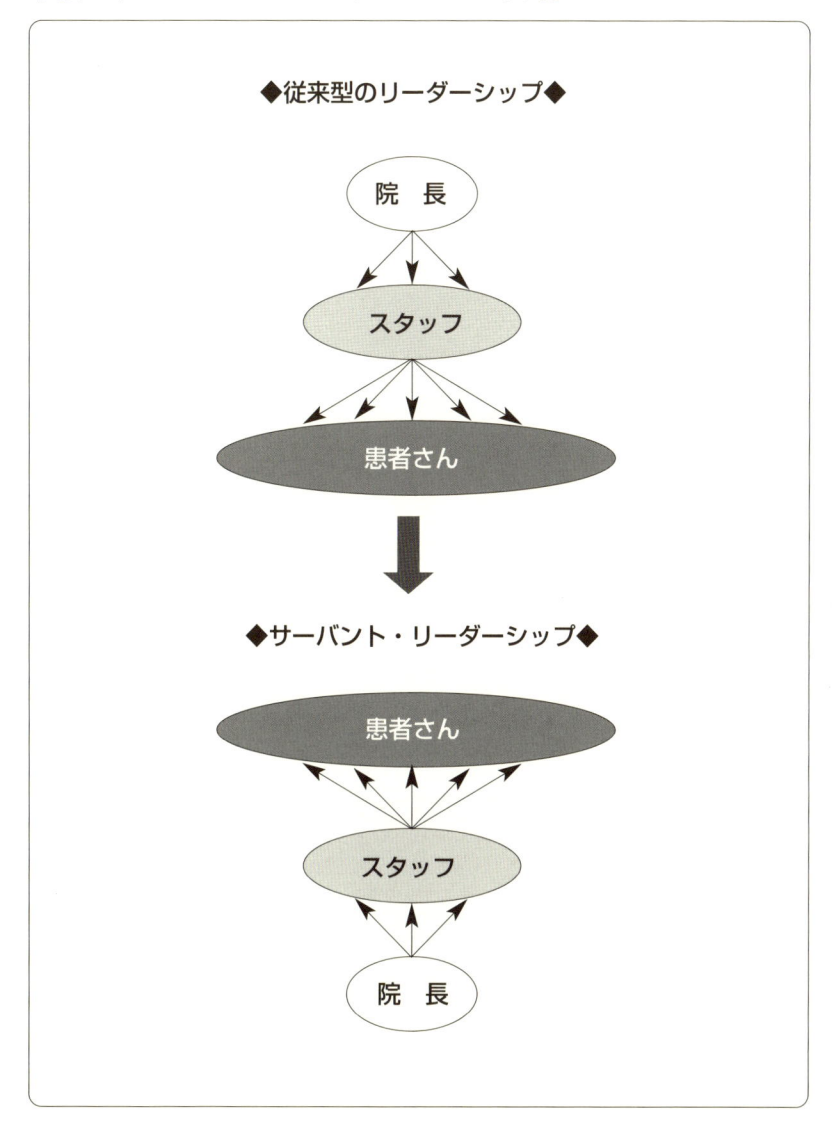

◆従来型のリーダーシップ◆

院　長
↓↑
スタッフ
↓↑
患者さん

↓

◆サーバント・リーダーシップ◆

患者さん
↑↓
スタッフ
↑↓
院　長

「リーダーは、上から強引に命令して全体をコントロールするのではなく、まず自分が社会に仕えるものとして奉仕の姿勢を示すべきだ」という考え方です。院長がサーバント・リーダーシップの立場に立てば、社会や患者さんに奉仕したいという欲求を強く持ち、ひいては自分のスタッフにも奉仕していくことになります。

つまり、従来型のリーダーシップにも奉仕していくことになります。

サーバント・リーダーシップでは、三角形の頂点にリーダーを置いているのに対して、スタッフが社会を支えるという考え方です。

たとえば、口先で「さあ、みんな頑張ろう」といっても、なかなかスタッフは動きません。しかも、それは支配されているという不満を持ったり、精神的な負担を感じたりすることにつながります。

そうではなく、先生自らが**「ウチにきた患者さんの歯の治療に当たることで、社会全体の健康と幸福のために奉仕(サーブ)している」**ということを、折りあるごとにいっていきましょう。そして、「君たちスタッフにも役立とうとしている」という姿勢を、いつも貫いていくのです。

サーバント・リーダーシップのやり方は、従来型のリーダーシップよりも弱く見えますが、実際には、スタッフの心に社会奉仕の誇りがあり、チームは結束しているため、従来型のリーダーシップよりももっとソフトで、医院を明るい雰囲気のあるドラマのステージにしていく力となります。

8 医師の情熱・理念の明示がスタッフの尊敬を生む

　T大学病院の消化器外科の診察室で、次のような表が貼られているのを見つけ、私は本当にがっかりしたことがあります。

　そこには「昨年のヘルニア手術数〇〇、盲腸の手術数〇〇、痔の手術数〇〇」「本年の手術数は〇〇、〇〇、〇達成中」というように、まるでたくさんの数をこなしているのが、その大学病院の腕の高さを示しているかのような数字の入った表が貼ってあったのです。

　商社であれば「本年の売上〇〇円、獲得顧客数〇〇社」と明示すること。それは、社員一同のやる気にもつながるでしょう。しかし、医療機関で、こなした患者数何百といわれ、一緒になってもっと高い数字を目指せといわれても、まっとうな常識を持ったスタッフの士気はなかなか上がりません。

　たとえば、それについて「歩合給」などを採用したとしても、それだけではスタッフの心に「感動」を与えるのは難しいことです。人びとのための医療を目指す自分の仕事に、自尊心やプライドが持てないからです。

　それよりも、先生が治療を通して地域社会に貢献していること、大きな社会的なミッ

ションを持っていることを明示し、そのことに真剣に取り組むことが、社会的にも意義があり、評価されることだという理念と姿勢を、常にスタッフに示すことが重要です。そうすればスタッフにも、自分たちの歯科診療という行為に、プライドが持てるに違いありません。

先生のそうした高い目標・理念・情熱をもって治療に取り組んでいる姿勢を、スタッフが見ていて、自然に尊敬の念を持つようになり、先生の目指す医院づくりに対して、スタッフは喜んでついてきます。

実際、私が数年前見学した中野区の安藤先生のクリニックは、まさにそれを地で行っています。クリニックの廊下には「当院のクレド」というのが貼ってあり、自院の理念、目指す方向がしっかり書かれていて、大きな感銘を受けたことがあります。

クレドとは、**信条・信念**と呼べばよいでしょうか。自分たちが患者さんの歯の健康に貢献することを、**使命**としていることを、わかりやすい文章で明示してあったのです。

私も、医療関係のスタッフを前に、講演や研修をするときには、必ず次のフレーズを盛り込むことにしています。

「医師は大きな社会的ミッションを持っているので、そのスタッフである皆さんは、先生の共演者として、そのミッションを毎日共有していきましょう。そのことが、先生を中

102

第3章　スタッフを強力なチームメイトに変える

心としたチームとしての自己表現になります。その全体像が、きちんとしたひとつの確かなメッセージにまとまっていること。それが患者さんに感動的に伝わっていくのです」

すると、スタッフとともに同席していた何人かの先生方から、

「佐藤先生、よくいってくれました。ボクも頑張るけど、キミらもひとつのミッションに向かってすすむ同志だと言いたいのですが、照れくさいし、またそれが理解されるかどうかということもあって、なかなか自分ではいえないものですよ」

というコメントがたびたび出ます。

私がいつもお世話になっている東京・築地の聖路加国際病院は、スタッフのホスピタリティがあることで有名な病院です。実際、いくつかの専門調査でも、**医師とスタッフのホスピタリティ度第1位**として、医学雑誌に常に紹介されています。

この病院では、医師にもスタッフにも共通のポリシーが、廊下やエレベーターの中に貼ってあります。実はそれは同時に、患者さんの信用にも直結していると思われます。自分たちのミッションが、患者さんに貢献する医療だということを、クレドなり、理念なりとして明示すること。そして、そのミッションをまず先生が情熱を持って実行し、スタッフがその意義を理解し、共感して、ともに医療にあたる。ここに素晴らしいチームワークが誕生します。

第4章

患者さんが強力なファンに変わる7つのポイント

1 医院を患者さん中心のステージにする「エンカウンター技法」

東京都内のT歯科医院にかかっているYさんは、幼稚園児の男の子と小学生の女の子を持つママさんです。Yさんは「T先生って本当に素晴らしい。"食事の後、毎回歯を磨け"といっても、下にまだ手のかかる坊やがいるから大変ですよね"とおっしゃってくれたんです」といって、すっかり先生のファンになっています。

ここで役に立つのが「エンカウンター技法」です。初対面の人と仲良くなる技術を、学問として理論的に構成している手法で、カウンセリング学で「構成的エンカウンター技法」と呼ばれるものです。この **「エンカウンター」** は、もともと **「en ＋ counter ＝ぶつかって中に入っていく」** という意味です。

「ぶつかって中に入っていく」ことによって、患者さんとの関係が、知らなかった関係から「知っている人」になるという変化を起こすのが第一の目的です。そして第2ステップとして、「知っている人」から「信頼関係の構築」へとステップアップしていきます。

一般的に、医院に患者さんがきたときは、患者さんは心の中に不安や心配を持っていますから、どうも場違いなところ、あるいは慣れない場所の、いってみれば「ステージの

第4章　患者さんが強力なファンに変わる7つのポイント

隅っこにいるというような心細さ」を感じています。そのときのエンカウンターのもっとも手っ取り早い方法は、「**患者さん特有の属性**」をきちんと会話の中に入れることです。誰でもわかるのが〝**会話の中に名前を入れていく**〟ことです。

「山田さん、こちらへどうぞ」に始まり、2度目であればすぐに名前を呼びかけ、「山田さん、去年拝見したお子さんはもう小学校に入る頃ですね」という言い方、あるいは「山田さんと同じ、私も長野県出身なんですよ」といった言い方が好例です。

名前・家族構成・出身地などは、その患者さん特有の属性です。そうしたことを先生が記憶していたという事実が、患者さんに「先生は自分を大切に扱ってくれている」という充足感情を生じさせるのです。ちょっとしたことで、患者さんは心を開いてくれます。

エンカウンターは、知らない人と人間関係を築く、もっとも初歩的なやり方です。Yさんのように、先生から「小さい坊やの世話もあるから、お母さんが毎回、食後に歯みがきをするのは大変ですね」といわれて、どれだけ救われた気持ちになったことでしょうか。

一律に、ある病気に対して、ある治療法を言い渡さなくてはならないのは医師としての仕事ですが、そこに患者さんの属性が加わった情報を、ひと言プラスして口に出してあげます。これが患者さんをファンにしていく第一歩です。〝自分が大切な人として扱われている〟という実感が湧いて、患者さんの自己肯定感が満たされるからです。カルテをよく見て、ちょっとした患者さんの情報を頭に入れるようにしたいものです。

2 患者さんの潜在意識を読み取る

病院や歯科医院にくる患者さんの心の中には、あるひとつの潜在意識（サブリミナル）が共通してあります。

たとえば、「待たされるとイヤだな」いうのが患者さんのサブリミナルです。それは、**診療してもらっている時間は短く感じるのに、待っている時間は長く感じるという不思議な時間感覚**となって表れます。

その「イヤだな」というマイナスの認識が根底にあるので、まったく同じ時間なのに、待たされている時間が非常に長く感じたり、逆に短く感じたりするわけです。

この時間の差は、有名な「ゾウの時間・ネズミの時間」（本川達夫、1992年）という研究からもうなづけます。物理的にまったく同じ1時間でも、それを受け止める者によってまったく意味が違うことを実験は示しました。

ゾウとネズミでは、心拍数も脚の長さも違います。当然、彼らの感じる時間の感覚も違うでしょう。

病院スタッフや医師は、客観的に「今、この患者さんは30分待たせているだけだ」と感

第4章 患者さんが強力なファンに変わる7つのポイント

じたとしても、患者の側は「待たされるのはイヤだ」「早くこの病気を治してほしい」「不安だ」「痛い」などのネガティブな感覚があるために、医師やスタッフが感じるよりも、同じ時間でも長い時間が経ったというように認識します。

これについては、私自身のつらい体験が引き金になり、都内のT大学病院で貴重な実験をしていただくことになった経験があります。

ちょっとした病院側の間違いで、私は手術室に行くためのストレッチャーに乗せられたまま、薄い手術着1枚、点滴の針をつけた状態で、廊下に40分間も放置されるという、患者の人権と安全にとって、考えられないような出来事を体験したのです。

そのことについて、後日、正式な謝罪と釈明を求めるために、主治医A先生と執刀医のK先生に、書面で質問状を出しました。もちろん、結果によっては訴訟も辞さないつもりでした。しかし、執刀医のK先生が私の友人だったこともあり、K先生はていねいに私に説明の手紙をくれた後、実際にナースの研修会を行い、次のような実験をされたのです。

その実験は、参加者のナースたちが一人ひとり、片手に点滴のチューブを巻いて、ストレッチャーに寝かされて、廊下に3分間1人で放置されてみるというものでした。結果、被験者のナースたちは、3分間でも10分間に感じたとか、15分間に感じたという報

告をしました。

患者としてストレッチャーに乗っているほうが、たとえそれが実験上のことであっても、ナースたちにとっては、つらくて長い時間に感じたわけです。そこで、ナースたちは患者さんの潜在意識の中にある「痛いのはイヤだ、つらい、待たされるのはイヤだ、心細い」という不安な気持ちに対して、何をひと言いわなければならなかったのかが、はっきりわかりました。

それは「お待たせしました」のひと言です。あるいは「お待たせして申し訳ありません。あと15分ほどで診療できます」という、スタッフのフォローです。

温かさのこもったトーンでの「お待たせしました」のひと言は、患者さんの潜在意識にスポットと直球を投げていき、「待たされていたけれど、先生やスタッフも気にしてくれているのだから、まあいいか」という納得につながり、これがお互いの信頼関係を生むパフォーマンスの第一歩になります。

3 患者さんの承認・賞賛欲求をさりげなく満たす方法

第3章でマズローの欲求段階説を紹介しましたが、改めてその図を思い出してください（83ページ〔図表15〕）。

テレビやラジオなどにしばしば出ているDJのY子さんが、審美中心のI歯科医院に行ったときのことです。

I先生がちょっと微笑みながら、「あなたのように、いつもテレビに出ている方は、普通の人だったら気にしないような、ちょっとした歯の黄ばみについても、本当に神経質に考えなくてはいけないから、大変なことですね」といいました。その先生のコトバを聞いて、そばにいた歯科衛生士も、首を縦に振ってうなずきながら、何か尊敬の眼差しをもって、Y子さんを温かく見ていたというのです。

Y子さんは、このI先生のコトバと歯科衛生士の視線ですっかりうれしくなりました。そして、**「私の仕事をよく先生方は理解している、しかもそれが素晴らしい仕事だと認めてくれていると思った」**といい、そこから、I先生とスタッフへの信頼感が生まれたとのことです。

その結果、他の医院に比べれば自由診療のうちでもかなり高額と思われるI先生のところに、定期的なホワイトニングをするために、いそいそと通っています。

自分の仕事や自分の歯が褒められた、その立場ゆえに、他の人よりももっと繊細にケアをしなければいけないのだと先生が認めてくださっている——そのことが、Y子さんに満足感を与えたのです。

実際、私の友人が体験した例ですが、ある歯科医院に行ったところ、「当医院は、保険診療を一切やっていません。全部自由診療ですから、国産車1台分かけるくらいの覚悟をしてくださいよ」と、先生にいわれて、患者さんの立場について先生が何の考慮もしてないと感じたとのこと。その結果、「それは先生のご都合でしょう」と苦々しく思った、との報告がありました。

ところが「あなたのような立場の人にとっては、本当に自分の歯にクルマ1台か2台分かけても惜しくないほど、あなたは素晴らしい仕事をしているのですね」と、遠まわしにでもいわれることのほうが、ずーっと患者さんの心に、その治療への納得感と満足感を与えていくのです。

患者さんの承認・賞賛欲求に、いつもきちんと応えていく先生であるように、ちょっと工夫をしてみませんか。

第4章　患者さんが強力なファンに変わる7つのポイント

4 患者さんの自尊心が傷つかない「アサーション技法」

★「アサーティブな考え方」が満足感を高める

「アサーティブな考え方」ができると、**患者さんも、医師も、スタッフも、お互いがともに平安でハッピーな気持ちで、協力して治療に向かっていくことができます。**

「アサーティブな考え方」とは、簡単にいえば、「**他者肯定的自己主張の基本**」と置き換えることができます。

自分の診療技術や歯科医師としての経験年数、今まで患者さんに対して成功した例などについては、先生自身がよく知っていますから、自分の能力に対して自己肯定の気持ちを持つことは、おそらく容易でしょう。そうした自信がなければ、自分のクリニックを開業することなどできないからです。

ところが、歯科医師として、目の前の患者さんに対して、他者肯定の気持ちを持つかどうかというと、なかなかそれが難しいのです。

「何度もいったのにちっとも歯を磨かないから、このようにむし歯になってしまった」

「あれだけ矯正のワイヤーに触ってはいけないというのに、自分で触ってしまったらし

113

「ホワイトニングの後、色のついたものを飲んだり、食べたりするなといったのに、すぐにコーヒーを飲んだりするから、台なしになってしまった。なんというだらしのない人なんだ」

「早くしてくれといっても、一定の時間はかかるものですよ。だからシロウトは困る」

というように、先生の側は患者さんのちょっとした間違いに対して、がっかりしたり、非難したい気持ちになることもあります。

それは「自分はこれだけ腕がよく、満足な治療をしているのに、患者側はそれほど真剣にやっていない」と、自分の努力と相対的に比較・評価して、患者さんの理解度の低さを非難したくなるからです。それをストレートに口に出したら、どうなるのでしょうか。

「あのとき、ホワイトニングの直後に、コーヒーを飲んではいけないといったでしょう」

といった非難口調になりがちです。

これは、患者さんのほうが間違っているという事実があるにもかかわらず、患者さんは頭ごなしに自分を否定されたと感じます。

ちょうど仕事が遅い部下に対して、社長や部長が「おまえはノロマだ、ノロマだ」といえば、部下は逆切れして、自分が実際に他の人より遅いにもかかわらず、「何かといえばノロマだなんて、部長はなんてひどいヤツだ」と思うのと同じことです。

第4章　患者さんが強力なファンに変わる7つのポイント

患者さんが心を開いて、自ずからミスを反省し、すすんで直していくためには、先生が自己肯定・他者肯定のアサーション技法を使ったものの言い方ができるように、練習することが大切です。

★アサーション・トレーニング

アサーション・トレーニングは、歴史的には心の治療技法として、カウンセリング学の分野において、アメリカで開始されました。

その意味は、お互いに距離があるものを近づける作用、つまり自己や他者の欲求・感情・権利を、必要以上に阻止することなく、自己表現することです。主張すべきは主張できて、しかも両者の間柄をよい関係に保つためのパフォーマンス法です。

「相手の言い分を十分に聞きつつ、主張すべきは主張し、適切な影響力を与えること」は、私が1992年に「国際パフォーマンス学会」を創立した時の、設立主旨の宣言文の言葉であり、1997年に同団体を「社団法人パフォーマンス教育協会」として、文部省許認可を得た際のプロパガンダでもあります。

次のアサーション技法チェックシートで、先生のアサーション度をチェックしてみてください。

115

チェック表

Ⅱ．フィードバックパフォーマンスの領域
①患者さんやスタッフから褒められたとき、素直に対応できますか？ (Yes　No)
②あなたの行為を批判されたとき、カッとならずにおだやかに受け答えができますか？ (Yes　No)
③患者さんからの長電話や長話に対して、あなたは自分からメッセージを出して、上手に切ってもらうことができますか？ (Yes　No)
④もしも患者さんが順番を無視して、先に診てほしいというような不当な要求をしたとき、上手に断ることができますか？ (Yes　No)
⑤あなたが注文したとおりの仕事を、スタッフができなかったとき、そのことを上手に訂正させることができますか？ (Yes　No)
⑥あなたに対する患者さんからの好意が、過度でわずらわしくて、断る際に上手に断ることができますか？ (Yes　No)
⑦スタッフから援助や助言を求められたとき、それが無理ならば、うまく断ることができますか？ (Yes　No)

★アドバイス★

★Ⅰの領域で「Yes」の数が
  ・5個以上……歯科医師としての自分を大切にする自己表現ができています。
  ・0～4個……自分ひとりで悩んだり、心の負担が重くなりがちです。
★Ⅱの領域で「Yes」の数が
  ・5個以上……患者さんやスタッフのことを尊重していて、コミュニケーションがとてもうまくいっています。
  ・0～4個……やや周りに押され気味で、快適なコミュニケーションがとれていません。
★Ⅰが5個以上で、Ⅱが0～4個のタイプ
  →先生の考えに対して、患者さんやスタッフがついてこれない場合があります。よく説明しやりとりするよう、気をつけましょう。
★Ⅰが0～4個で、Ⅱが5個以上のタイプ
  →日々の仕事に追われて、「自分の本当の感情」を忘れがちです。時には、自分の気持ちを確認してみましょう。

第4章　患者さんが強力なファンに変わる7つのポイント

〔図表20〕　　　　　　　　　　　　　　　ＡＳアサーション度

> **Ⅰ．自己表現の領域**
> ①あなたは、患者さんやスタッフに好感を持ったとき、その気持ちをコトバと顔の表情で表現できますか？　　　　　　　　（Yes　No）
> ②あなたは、自分が疲れたり神経質になっていたり、緊張しているとき、それを受け入れ、人に伝えることができますか？（Yes　No）
> ③あなたは、自分が知らないことやわからないことがあったとき、そのことについて、患者さんやスタッフに説明を求めることができますか？　　　　　　　　　　　　　　　　　　　　（Yes　No）
> ④あなたは、スタッフに対して率直な言い方で援助を求めることができますか？　　　　　　　　　　　　　　　　　　　（Yes　No）
> ⑤あなたは、相手と異なった意見や感じを持っているとき、それを感じのよい言い方で伝えることができますか？　　　　（Yes　No）
> ⑥あなたは、自分が間違っているとき、それを認めることができますか？　　　　　　　　　　　　　　　　　　　　　　（Yes　No）
> ⑦あなたは、適切な言い方で注文を口に出すことができますか？　　　　　　　　　　　　　　　　　　　　　　　　　　（Yes　No）

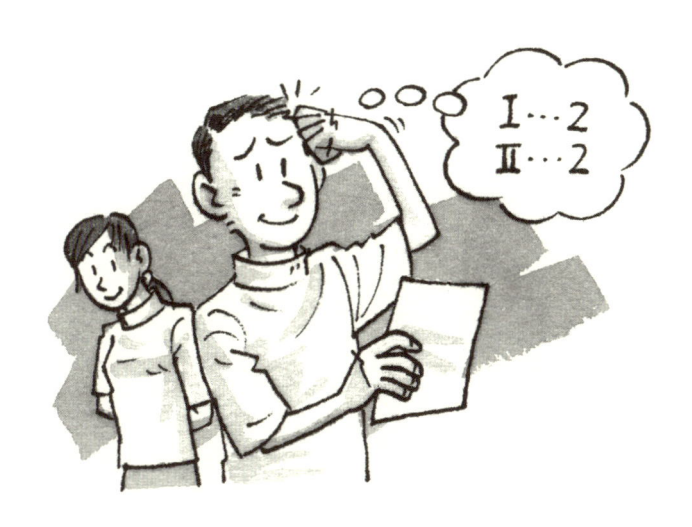

5 小さなウソや隠しごとを見抜いて不満を未然に防ぐ

患者さんの心は、なかなかストレートに出てこないものです。

たとえば、世田谷区の住宅街にあるY歯科医院のY先生が「今の説明でよくわかりましたね。自由診療と保険診療では、こんなにやり方も材料も違ってくるのです」という説明をしたときの女性患者さんの答えは、実にその典型でしょう。

Y先生の説明に対して、患者さんは「もちろんです。先生、お金については、大して問題と思っていませんから……」といったとのこと。そこで、先生はさらに詳しい説明をして、次のアポを入れました。ところが、患者さんは後からそれをキャンセル。しかも、近くの別の歯科医院に行って「Y先生は高くて……」といったとのことです。

目の前の患者さんのコトバが本音なのか建前なのか、あるいはウソであるのか、それを早く読み取ることは、その後の診療の効率だけでなく、医院の評判にも大きな影響を与えてしまいます。

では、**患者さんのホンネはどうやって見抜く**のでしょうか。

私の専門分野でもっとも簡単な方法は、**まばたき回数**の計測です。数ある私の実験に加

第4章　患者さんが強力なファンに変わる7つのポイント

えて、ボストン大学の心理学者の面白い報告例をお知らせしましょう。

1988年に、ブッシュ大統領とデュカキス候補がテレビ討論を行ったときの、1分間あたりのまばたき回数は、ブッシュ氏67回に対して、デュカキス氏75回という数字を得ました。それが2人の平均のまばたき回数です。ところが、質疑討論の時間に、人工中絶の質問をされると、ブッシュ氏のまばたき回数は一気に1分間89回に増え、デュカキス氏は増税の意志があるかという苦手な質問をされたとき、まばたき回数が一気に92回に増えたというデータを出しています。

まばたきは、精神の緊張、外界に対する不適応、何か都合が悪いことが生じたときに増えます。ウソをついているときも、まばたき回数が増えます。

私も今まで食品の賞味期限の偽造事件や元防衛事務次官のウソなど、100人近くのウソの見破りを、テレビ番組で指摘してきています。「なぜ、そんなに正確にウソが当たるのですか？」とよく聞かれます。いつも指摘が正確な理由は、彼らにとって**都合の悪いこと、ウソがあるとき、総じてまばたき回数が増える**からです。

ばたきが増える場合もありますが、それは別のことです。

先生の説明に対して、患者さんが何か不都合があり、しかし不都合だとはいえないとき、患者さんのまばたき回数の増加は、雄弁なバロメーターとなります。

また、もしも先生に余裕があれば、話しているときの患者さんの顔の上と下を二分割し

119

て見ると、さらにウソがわかります。顔の上半分が喜びを表しているのに、口元がその逆であったり、口元はニコニコしているけれど、目を見ると強ばった目線を投げかけているといったように、上下の感情が矛盾する場合には、隠し事やウソがある証拠です。

さらに、コトバで表現している感情と、実際の顔の表情が矛盾していないかを見ることも大切です。

「大変助かりました」とコトバでいっているのに、顔の表情では困惑が表れているときとか、「では、インプラントの手術にしましょうか」といったとき、答えのポーズがとても長いときは、患者さんの心理状態に、**何か迷いや隠し事があり、そのため自分の顔の筋肉に何かしらの「表情統制」がかかります**。もしも先生がよく注意しさえすれば、顔の表情のバランスが「ちょっとおかしいな」と感じるはずです。

このように、患者さんのウソや隠し事を早めに見抜いて、不満があれば、わかりやすく言い直して繰り返して説明したり、詳しい説明書を渡したりすると、患者さんの不満を小さいうちに摘み取ることができます。

一番やってはいけないことは、「ちょっとおかしいな?」と感じながら、強引に治療をすすめてしまうことです。

第4章　患者さんが強力なファンに変わる7つのポイント

6 クレーマーを強力なファンに変える究極のパフォーマンス

★クレームの4つのパターン

クレーム対応やクレーム処理などについて、一般企業の営業職の人たちは真剣に学んでいます。しかし、歯科医院で先生やスタッフが、クレーム処理を学ぶなどという余裕はあまりないのが一般的です。

患者さんがスタッフに対して「なんで、こんなふうに受付順番を間違えるの！」などと大きな声を出すとき、その不満やクレームの言い方は、4つの部類に分けられます。

グランブル（もごもご）は、口の中で何かもごもごいって「いったい、この歯科医院はどうなっているんだろう」と、相手にあまり聞こえないような言い方です。

コンプレイン（不平）は、ブツブツと芋づる式に「前も

〔図表21〕クレームの4パターン

①グランブル（もごもご）
②コンプレイン（不平）
③クオーレル（口論）
④クレーム（要望）

そうだった、玄関も汚いけど、受付も変だし、先生だって、何を考えているのやら」などと、周りの患者さんに聞こえそうなのもかまわず、数珠つなぎに文句をいう言い方です。不平たらたらといったところです。

クオーレル（口論）は、つっかかってくる人で、「なんだ、その言い方は！　計算が違っているといったら、君は違っていないとね。違っていないとは何事だ。院長を出せ」という具合に、ケンカ腰になる言い方です。

このタイプは感情的な文句ですから、大声を出して周りの迷惑になるので、「別の部屋でお話をよく聞かせていただきます」という対応をします。

グランブルとコンプレインは、黙って聞いていて、「そうですね。すみません」とあいづちを打っていても大丈夫です。

もっとも手ごわいのが**クレーマー**です。クレーマーの場合は、正しいことを論拠にして、正面から異議を唱えてきます。高学歴であったり、社会的地位が高かったりもします。ある程度の知識があり、論理的で、あまり感情的にもならず、きちんきちんと畳みかけるように、相手のまずい点をついてくるのです。

先生にも、歯科衛生士にも、受付のスタッフにも、場合によっては歯科技工士たちにも、

第4章　患者さんが強力なファンに変わる7つのポイント

このクレーマーは、理路整然とした文句をつけます。必ずしも大きい声を出すとはかぎりませんが、なぜそれがいけないのか、正当な言い方で迫ってきます。非常に手ごわい相手です。

そうしたクレーマーに対して、院長やスタッフは忙しいあまりに、「困ったな、どうしよう」と当惑します。そして、ついつい早く片付けたいために、手早く謝ったり、間に合わせの妥協案を出してしまいます。これがいけないのです。

★**クレーマーへの3つの対応**

クレーマーに対しては、しっかり話を聞くこと。その上で、次のような対応を心がけることです。

第1に、**何がクレームの種なのか論点を絞ることです**。「おっしゃっていることは、この2つなのですね」という言い方で、POC（**ポイント・オブ・クレーム**）の絞りです。

第2に、焦点が絞れたら「私たちは、その点について、このような手段をとりたいと思います。ご指摘の点はよく理解できましたので、2つのご指摘に対して、このやり方でよいかどうか、院内でも話し合いをし、必ずお答えをご連絡いたします」というような**論理的な言い方で、いったん"待った"をかけることです**。その場で、口からでまかせな対処

123

法をお伝えしてしまうと、後で「あのとき、こういったのに」と、余計クレームをつけられることになります。

第3は、**クレーマーの言い分の中には、実は素晴らしい医院の改善案が入っていること**もあります。ここが大事なポイントです。

たとえば「なんで、こんなに待たせるんだ。今、診療室に入った患者のほうが、僕より後からきたのに、先に入ったではないか。患者によって待ち時間が違うなら違うと、前もってはっきりいうべきだ」というクレームには、医院の待ち時間体制改善へのヒントが隠れています。

このヒントを生かして「初診と再診によって待ち時間が異なる場合があります」という貼り紙をすると、次のクレームへの対策が生まれるでしょう。

いったん納得すれば、クレームをつけた人は「あの先生は大したものだ。ボクが少し文句をいっただけで、あんなに素早く対応してくれた。責任感のある医院だ」というように、周りに宣伝してくれます。クレーマーが強力なファンに変わった一瞬です。

このように、クレーマーが次々と周りの人に話す、いわゆる口コミ隊になるわけです。先生やスタッフ側の対応次第で、クレーマーが患者さんを増やしてくれる大事な「カスタマー・ペイシェント」になる例は、いくらでもあります。

第4章　患者さんが強力なファンに変わる7つのポイント

7 患者さんと感動・共感でつながる「ラポール形成」が増患の決め手

「ラポール（rapport）」という面白い言葉があります。フランス語のラポーで「**相手と自分の共感関係**」をいいます。

「この人は自分の味方だ」「この人と自分はいい関係にある」という意識を、患者さんが先生に対して持ったとき、両者の間にラポールが形成されたことになります。

このラポールがあると、ちょっとした歯科医師の説明の抜け落ち、あるいは歯科衛生士のほんの小さなミスなどを、患者さんが笑って受け入れてくれます。難しそうな注文にも耳を傾けてくれます。そして、両者の会話はいつも滑らかに、ポンポンとテンポよくすんでいくことになります。

たとえば、自分と共感関係にあると思えば、「あらIさん、先日、歯を磨いてといったのにあまり磨いていませんね」と若い歯科衛生士がいっても、患者さんは「そうなんだよ、また忘れちゃった。次は頑張ります」と、歯科衛生士からの非難ともミスの指摘ともつかないコトバを、明るく楽しそうに笑いながら受け止め、会話が弾んでいきます。

このようなラポール形成がなされるためには、まず日ごろから、先生やスタッフが患者

さんに愛情と敬意を持っていること、患者さんに対する敬意の表現がていねいに行われていることが大切です。そのためには、名前で呼ぶこと、その人の仕事・体調について大きな関心を示すこと、そして患者さんが何かいったときに、たとえ忙しくても「ああ、そうですか。そのような痛みの種類なのですね」とよく聞いてあげることです。

そうしたコトバのキャッチボールが、2分間から3分間続くと、患者さんは先生や歯科衛生士との間に共感関係を築いてきます。

これがラポールです。**ラポールができてしまうと、患者さんは先生やスタッフの心強い味方になります**。自分もまるでその歯科医院において、ドラマを共演している一人の重要な役割をもっているかのような感覚を持つからです。そして、友人や知人に「○○医院に行ってやってよ。すごく腕のよい先生で、しかも患者の気持ちがよくわかる優しい先生だから……」と、積極的に口コミして、増患の一役を担ってくれたりします。

多くの患者さんは、パンフレットやホームページなど、さまざまなところで共感できる歯科医師、尊敬できる歯科医師を探しています。今いる患者さんが友人や知人に、「あそこの先生は優しくて、信頼できていいですよ」といってくれれば、新しい患者さんが歯科医師を選択する上での大きなきっかけになることは間違いありません。

第5章

歯科医の「ATT（明るく・楽しく・ためになる）の心とパフォーマンス」が勝ち残りの決め手

1 「3つのC」が歯科医師のストレスを解消する

パフォーマンス心理学の立場から確かにいえることは、「ATT（明るく・楽しく・ためになる）自己表現」医院は、患者さんが歯科医院にきたときに、もっとも感動的で感謝と信頼に満ちた雰囲気の医院をつくるためのモットーです。

患者さん、治療に当たる先生・スタッフ、そのいずれにとっても"明るく・楽しく・ためになる"パフォーマンスを発信し続けることが、よい人間関係づくりの基本です。

しかし、現実問題としては、診察室における先生は、患者さんに対して"明るく・楽しく・ためになる"ように振る舞おう、自分のためにもATTを実行しようと、毎度、自分の自己表現を工夫している時間的ゆとりがありません。

限られた診療時間の中で、スタッフにも先生の考え方を明確に伝え、全員一丸となって患者さんに満足感を与えていく。そのことにみんながやりがいを感じ、経済的・社会的評価の上でも報われていると確信できれば、先生たちもストレスはないでしょう。

でも、現実の場面では、「急患だ」といって、子どもを連れてきた母親が感情的になっている場合とか、どの歯がどう痛いのかを的確に説明せずに、枝葉の説明ばかり長すぎる

128

第5章　歯科医の「ATTの心とパフォーマンス」が勝ち残りの決め手

〔図表22〕　ハーディネスの3つの変数

①コミットメント（Commitment）
②チャレンジ（Challenge）
③コントロール（Control）

患者さんがいたり、ちょっとした治療でもワァワァと大声で子どもが泣き出し、「待合室中が、なんというううるささだ」と、他の患者さんが耳を覆ったりする場合もあります。こうしたマイナスの条件が出揃ってしまった状態の中で、まったく平静な気持ちで診療を続けることは、医療関係者にとってなかなか難しいものです。そこで、ストレスが溜まってきますから、ちょっとした引き金によって、先生が「いったい、みんな何をやっているんだ」と大きな声でスタッフを叱りつけることも、時には起きてしまいます。

英語のことわざに "It is the last straw that breaks the camel's back" というのがあります。翻訳すると「ラクダの背骨をつぶすのは、最後の一本のワラである」という意味です。

午前中の10人目の患者さんまでは大丈夫でも、最後に昼休みに食い込んだ1人目の難症例の患者さんによって、先生がクタクタに疲れ果て、怒りっぽくなることもあります。

そのときに参考になるのが、米国の心理学者、S・コバサのハーディネス（hardiness）の研究です。ハーディネスは、日本語で言い換えれば「ストレス耐性」です。S・コバサはストレスに耐える力を、3つのCで表しました〔図表22〕。

先生が診療をしている中で、その診療自体に「関与（コミット

129

メント）」していている気持ちを持てるかというと、もちろん大前提として"YES"に決まっています。さまざまな患者さんにかかわって、ますます歯科医師の条件だからです。

第2の「**チャレンジ**」についても同様です。難しい症例であれば、文献を見たり、詳しい先輩にたずねたりして調べ、何かしらの研究・工夫をしながら、先生は難しい症例に立ち向かっていくのが常でしょう。それによって自らの技能も上がっていきます。

問題は3番目の「**コントロール**」です。

自分が、今、起きている事態をコントロールしていると感じるとき、人間は疲れません。よい例が会議に出ていて、自分が司会をしていたり、発表者であったりすると疲れないのと同じです。でも、イヤイヤながらやらされている、用もないのにそこに座っていなければならないとしたら、会議でも疲れます。

診察室でも、患者さんが次々と詰め込まれてしまい、時間内に何とかこなさなければならない状態にさせられている、といった感覚をもったとき、先生は今、起きている事態に、自分のほうがコントロールされている気持ちになります。

「こんな状態を、自分ひとりが引き受けて苦労している、スタッフもよくわかっちゃいない。患者だって結局、自分の歯のことしか考えていないんだ」という、非常に被害者的な意識に陥ると、一気にストレスが高まります。

第5章　歯科医の「ＡＴＴの心とパフォーマンス」が勝ち残りの決め手

ストレスには、私たちの心に、また目的に対して一層ファイトが出る"善玉のストレス"と、重過ぎて「ラクダの最後のワラ」になり、先生が疲れ果ててバーンアウト（燃えつき）してしまったりする"悪玉のストレス"があります。

先生が事態に対して、自分は積極的にかかわっているのだ、事態にコントロールされているのではなく、この状態は全部自分が制御し、制御可能な状態であり、どんなことでも自分はコントロールできるという感覚をもつこと、それがストレスを解決していく上での大きな力になります。

具体的には、1日に何人の患者さんを診るのがもっとも理想的であると思ったら、主体的に仕事の量・仕事の仕方をコントロールしていくことです。

小さい医院の場合、自分自身が一国一城の主なのに「あまり患者を増やしたら、スタッフが気を悪くするかもしれない、辞められてしまうかもしれない」と思ったり、逆に「こんなに暇では、スタッフもボクの腕を疑うかもしれない。彼らにバカにされないよう、もう少しＰＲして患者さんを増やさなくては……」と思ったり、どちらの場合も、まるで自分がスタッフにコントロールされているような意識になるときがあります。

そうではなく、患者さんの人数にせよ、技術や機械の導入にせよ、**自分がすべてをコントロールしているのだと、時々意識を確認しましょう**。それが、医師のストレスを解消していく大きな決め手になるはずです。

131

2 話の長い患者さんへの明るく賢い対応法

★ 「聞いていますよ」というシグナルを送る

「どの歯が痛いのですか」と先生が聞いたら、患者さんは「上の奥歯です」といい、すぐにまた、

「いや、もしかして下の歯かもしれません。昨日、食事をしたときは下の歯が痛いような気がしたけれど、今日、○○レストランにいったら、痛くなかったんですよ。先生、あそこのレストランはなかなか美味しいですね」

というように、患者さんの話がとりとめもなく続いてしまうことがあります。

このとき、先生は心の中で、なんとか早く切り上げたいと焦ります。しかし、いくら患者さんの治療と関係のない長話を延々と聞かされているのがたまらないからといって「さて、その話はおしまい。はい、大きく口を開けて」とはなかなか言いにくいものです。いきなり中断すると、患者さんは先生にしっかり話を聞いてもらえていない、という欲求不満になる場合もあります。

もっともよい方法は、先生がまず小さなまばたきをしたり、あるいはちょっと首をかし

第5章　歯科医の「ＡＴＴの心とパフォーマンス」が勝ち残りの決め手

げたり、体を何回か前に揺らしたりすることで、「聞きましたよ」「わかりましたよ」という小さなシグナルを送ることです。

その次の段階として、「ちょっと、今、お話されたことをまとめてみましょうか」と、話の整理を持ちかけるやり方です。

★話を切り上げるための３つのステップ「ＡＳ受けつぎの原理」

ＡＳ受けつぎの原理には、次の３つのステップがあります。

☆第１ステップは「適応性無意識（２秒で相手を判断する、とっさの能力）」を駆使して、この患者さんはいったい何を言いたいのか、実際に歯が痛いことを言いたいのか、それとも美味しいレストランを知っているということを話したいのか、患者さんの本心を見分けることです。

☆第２ステップは、患者さんに共感することです。「そうですか、痛いんですね」「そうですか、ステーキのときは痛くなかったんですね」という具合です。

☆第３ステップは、患者さんの話をわかりやすくまとめてあげることです。

この第３ステップの効果は、患者さんが「自分は先生に理解されている」という満足

感を持つことです。

そのときの言い方は、

「なるほど、奥から2番目の歯が痛いんですね。そうですか、痛いときと痛くないときが入り混じってくるのですね。あなたのおっしゃっていることは、このようなことなんですね」

と整理して短くまとめてあげることです。

そうすると、患者さんも安心し、「そうなんですよ、先生」と長話がそこで終わることになります。

上位と下位の者の間では、上位の者が下位の者から発言権を奪いやすく、下位の者は上位の者から発言権を奪いにくい、という論文もアメリカで出ています。

この法則からいえば、診察室では先生が患者さんより上位にいますから、患者さんの発言権を奪いやすいようなものですが、それでは医院が患者さんを中心としたドラマのステージであるという、本書が目指す明るさがなくなってしまいます。いつも先生が命令しているという感じになり、強引な先生といわれかねません。

ですから、患者さんの長話に対しては、「聞きましたよ。さてこちらの番ですよ」という合図をして、だんだんシグナルを拡大していきながら、

民主的に発言を切り上げていきましょう。

第5章 歯科医の「ATTの心とパフォーマンス」が勝ち残りの決め手

患者さんに代わって話をわかりやすくまとめてあげると、患者さんも気持ちが整理できてうれしいものです。

日本の民間の調査機関が行った、一般の医療場面での患者さんへのアンケートに対して、患者さんが医師に対して望む診察時間は「10分以内」という、大変興味深いデータが出ています。

しかし、実際には全員が10分きっちりで診察を打ち切れるかというと、なかなかそうもいかないのです。どの歯がどのくらい痛いとか、噛み合わせが何月何日ぐらいから悪いような感じがするといったような細かな話を、10分以内で医師は簡潔に聞こうと思うのに、患者さんのほうは、その周りの枝葉のことを話したがるからです。

「AS受けつぎの原理」と、患者さんの話を先生が代理で整理する手法を使うことで、明るいクリニック、優しい先生というイメージを壊すことなく、患者さんの長話をストップしてあげてください。

3 いつでもできる「ASアンガーコントロール法」

★「10(テン)カウント法」でクールダウンを！

朝一番からの患者さんが少しずつ遅れてきて、少し時間が切迫してきたときに、スタッフのちょっとした間違いにも、つい先生はカッとなり腹が立つことがあります。

そんなとき、先生にもやはりアンガーコントロールが必要です。トゲトゲした雰囲気、先生が何かに対して苛だっている感じを、患者さんは非常に敏感に察知するからです。

そこで、もっとも簡単にできる有効な方法が「**10(テン)カウント法**」です。これは、文字どおり10数える間に、「旧脳」が支配する非常に素早く動く「怒りの情動」をやや遅らせて、理性を働かせようという仕組みです。

簡単にいえば、10数える間に「ここで怒ったらイメージダウンする」あるいは「スタッフも混乱するかもしれない」というふうに、いくつかのデメリットが数えられるようになればしめたものです。

私が主催するセミナーでは、このアンガーコントロールを、砂時計を使ってみんなで実践しています。たった数秒、1から10までゆっくり数えるだけで、ふと理性を整えること

第5章　歯科医の「ＡＴＴの心とパフォーマンス」が勝ち残りの決め手

ができる。それだけ待つことができれば、マイナス面が浮かび、ここで怒ったら損だと思うようになるのです。これがいわゆる怒りの感情の「クールダウン」になります。

★「バルコニー法」と「論理療法」も効果的

第二の手法は「バルコニー法」です。これはちょうど2階のベランダに立って、下の道路で起きているケンカを見ると、どちらがどのような理由で怒っているのか、その背景がくっきり見えるのと同じ原理です。

一歩高い所に立って、その人のバックグランドを見たときに、「ああ、このことで怒っているように見えるけれど、実は日ごろの別の不満があったのだ」というように理解できる仕組みです。

スタッフが同じような間違いを繰り返し起こしているときに、カッと怒らずに、まずそのスタッフの体調・家庭の状況、あるいはこの1ヵ月の状況を見てみるのです。すると、「ああ、今、親の介護で必死なのだから、少しくらいのミスは無理もないな」という背景もわかるでしょう。そのとき、先生の怒りは自然にクールダウンします。

3番目はもう少し高度な方法である「論理療法」です。

「論理療法」は米国の心理学者Ａ・エリスらが開発した「起きた出来事は変えられない。しかし、その出来事（activating event）を判断する〝解釈基準（belief）〟は変えられる。

137

〔図表23〕　　　　　　　　**AS論理療法マップ**

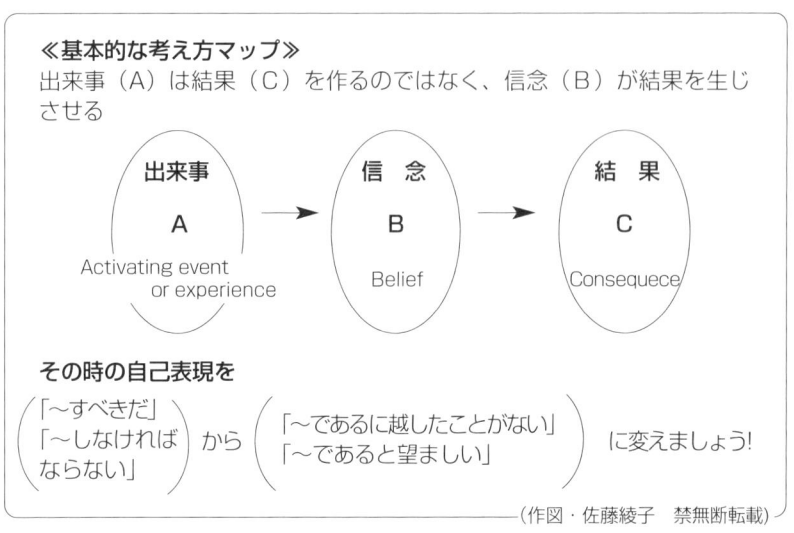

≪基本的な考え方マップ≫
出来事（A）は結果（C）を作るのではなく、信念（B）が結果を生じさせる

出来事 A （Activating event or experience） → 信念 B （Belief） → 結果 C （Consequece）

その時の自己表現を

（「〜すべきだ」「〜しなければならない」）から（「〜であるに越したことがない」「〜であると望ましい」）に変えましょう！

（作図・佐藤綾子　禁無断転載）

だから、その人が心身ともに健康な"belief"を持つことによって"起きる結果（consequence）"はまるで変わってくる」という考え方です。上の〔図表23〕を見てください。

この療法は既存の「SR理論（刺激―結果）」への反省から生まれています。たとえば、子どもが暴行事件を起こしたとき、「この子が暴行事件を起こしたのは、あのような粗野な親に育てられたせいだ」と、原因を過去に遡って考えるのが「SR理論（刺激反応理論）」です。今までの心理学で大きなウェイトを占めていたものです。

しかし、同じように粗野な親から育てられても、非常に良い子に育つ場合がある、つまり原因は結果を支配して

第5章　歯科医の「ATTの心とパフォーマンス」が勝ち残りの決め手

いないかもしれないと考えるのです。そうなれば、原因を探っていても、あまり改善の役に立たないことがわかりません。第一、今から過去に戻って親を取り換えることもできません。そのときに、現在の本人の考え方の中に問題点を見出し、その考え方・認知を変えていく、それによって行動を変えていく「認知行動療法（論理療法）」が、実際の問題解決として大切であることがわかります。

今、スタッフが失敗したA（出来事）に対して、先生はB（信念）で「スタッフは失敗するべきではない、完璧な仕事をするのがスタッフのあり方だ」と解釈すれば、C（結果）でカッとなり、「もうクビだ」と言い渡してしまいます。しかし、ここでB（信念）を「スタッフも間違うことがあるかもしれない」あるいは「たまたま間違えたのであって、いつも間違えているわけではない」「間違えないほうが望ましい」というB（信念）に変えれば、「今回はさりげなく注意をして様子をみよう」という結果になります。

いくつもの明るいB（信念）を持つことで、起きた事柄は一緒でも、その起きた事柄から導き出される結果はまるで違ってきて、医院の雰囲気が楽しくて、明るいものになってきます。スタッフは、何かやっても叱られないので、明るく積極的に動き出します。これは「バルコニー法」とは違い、しっかりしたトレーニングが必要な方法です。

次に、私のセミナーで実際に使っている「歯科医師のための論理療法ASビリーフチェックシート」をつけましたので、解答欄に rB か iB かを記入してください。

139

ビリーフチェックシート

次の10項目は「rB（合理的な信念　rational belief）」ですか、「iB（非合理的な信念　irrational belief）」ですか。

①患者さんは医師のいうことをすべて聞くべきである。　　　　　　　　（rB、iB）

②医師は患者さんの主訴のあらゆる問題に完全にその場で答えを出すべきである。　　　　　　　　（rB、iB）

③スタッフは自分より力が弱い人間なので、医院の問題については良い考えは出ないだろう。　　　　　　　　（rB、iB）

④他院で治らなかった患者さんだから、ウチの医院でも同じような結果になるかもしれない。　　　　　　　　（rB、iB）

⑤治療法には、常に正しく、確実で安全な答えがあり、もし、この解答が見つけられなかったら、もう破滅だ。　　　　　　　　（rB、iB）

⑥重大なインプラントの手術については何か大きな失敗が起こる可能性が大きく、したがって常に失敗のことだけを考えてやるべきだ。　　　　　　　　（rB、iB）

⑦ウソをついたり、陰で許されないようなバイトをしているスタッフは、その悪行について厳しく非難されるべきである。　　　　　　　　（rB、iB）

⑧こうあってほしいと強く望んでいる医院の経営がうまくいかない場合、それは恐ろしいことだし、もうダメかもしれない。　　　　　　　　（rB、iB）

⑨気難しい患者さんについては、受けて立つより他院に回すべきだ。　　　　　　　　（rB、iB）

⑩私がひどい混乱状態に陥るのは、他の人びとの問題や失敗のせいである。　　　　　　　　（rB、iB）

第5章 歯科医の「ATTの心とパフォーマンス」が勝ち残りの決め手

〔図表24〕 **歯科医師のための AS 論理療法**

★常日頃の先生の感じ方・考え方にもとづいて、右側のチェックシートにrBかiBかを記入してください。

・ものの考え方が「〜であるに越したことない」「〜だと望ましい」というのが「合理的な信念（rational belief　ラショナル　ビリーフ　rB）」です。

・ものの考え方が「〜すべきだ」「〜しないのはけしからん」というのが「非合理的な信念（irrational belief　イラショナル　ビリーフ　iB）」です。

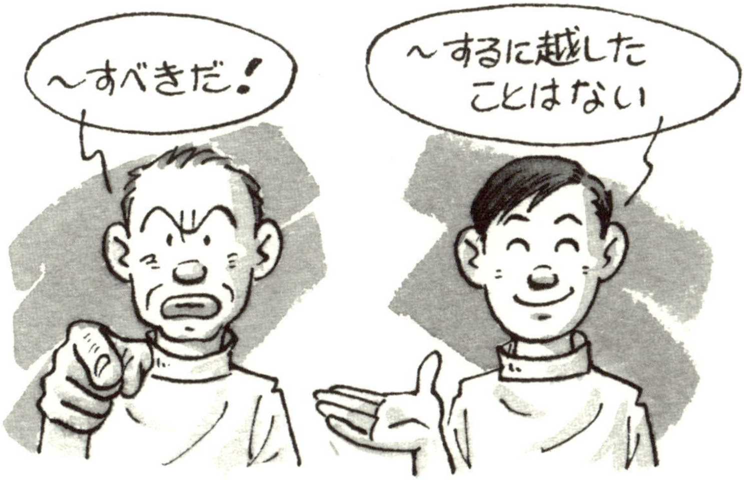

〜すべきだ！

〜するに越したことはない

★アドバイス★

何と①から⑩は、すべて「iB イラショナルビリーフ（非合理的な信念）」なのでした!!
　もしも「iB」にチェックした数が7個以上でしたら、もっと広く、明るく、健康的にものごとをとらえましょう。そうすることで、医院が楽しいドラマのステージに変わり、スタッフが喜んで動き出します。

4 1日1分の「表情トレーニング」を実施しよう

歯科医師の表情に対して、患者さんは非常に敏感だということは前述しました。ましてや歯科医師は治療中、マスクをしていることが多いので、その時は、目だけで患者さんに安心感を与える「スマイル」や「温かさのある表情」をしていかなければなりません。治療の前後はマスクをとって、顔全体を見せて、なるべくよい表情でお話しするようにしましょう。

そのためには、鏡に向かって朝晩、柔らかなアイコンタクトを保ち、口元が明るいスマイルを浮かべているかどうかも、チェックする必要があります。1分間の会話のうち、34秒間はニコニコしていること。これは、私のパフォーマンストレーニングを6日間受けた人なら誰でも可能なことが、私の研究ではわかっています。

しかし、先生が難しい手術について説明する場合に、あるいは治療の最中にニコニコしているのは、むしろ不自然なことです。

治療が終わり、マスクをとって患者さんを送り出すとき、あるいは最初に患者さんを迎えたときに、自然なスマイルができるように、顔の表情筋をいつもトレーニングしておく

第5章 歯科医の「ATTの心とパフォーマンス」が勝ち残りの決め手

必要があります。日頃、口元がマスクの中にあって見えないので、油断して動かさないでいると癖になり、急にここでニッコリしようと思っても、実際に表情筋が動かないという、不便なことも起きてきます。

さらに、このトレーニングには不思議なメリットがあって、表情筋を動かして微笑むことによって、先生自身、心が軽くなることがあるのです。

これは、私のパフォーマンス学では「**顔面フィードバック効果**」あるいは「**対自効果**」と呼ばれているものです。最近、このデータには大脳生理学の分野から、これを支援する研究がいくつも寄せられています。

ついついマスクをしているからいいやと安心して、仏頂面のまま診察するよりも、軽やかな気持ちを維持しつつ、温かな微笑みを浮かべて診察をすると、結果として、院内に明るい雰囲気をもたらし、周りのスタッフにもよいコミュニケーションの好循環をもたらしていきます。

〔図表25〕の笑顔のトレーニングを、毎朝、行ってみてください。自然なスマイルが、いつでも、どこでもできるようにしましょう。そうすると医院が、ATT（明るく・楽しく・ためになる）歯科医院へと変貌していきます。

〔図表25〕　　　　　笑顔のトレーニング　その1

------------ STEP1 ---- **顔全体の表情筋トレーニング** ------------

　鏡の前に立ち、顔の表情筋全部を使うような気持ちで、顔をくちゃっと中心に向けて、しわを寄せて小さくすぼめる。次に、そのまますべての表情筋を外に向かって大きく広げていく。目も、口も、大きく見開き、顔全体を上下にできるだけ大きく、左右にもできるだけ大きく開く。これがすんだら、また全体を小さくすぼめる。開いて、閉じて、開いて、閉じての要領である。これを各5回。

①顔を中心に向けて小さくすぼめる

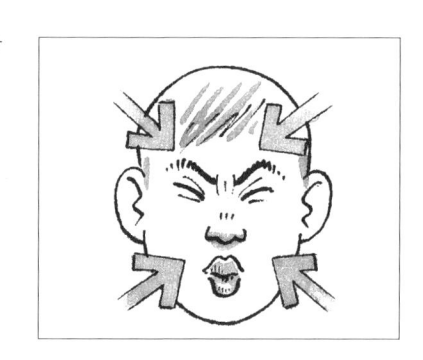

②表情筋を外に広げていく。目も口も大きく見開く

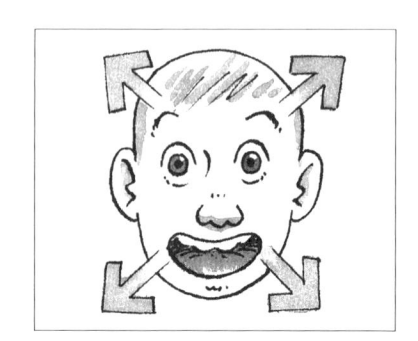

①、②を5回繰り返す

第5章 歯科医の「ATTの心とパフォーマンス」が勝ち残りの決め手

〔図表25〕　　　笑顔のトレーニング　その2

------- STEP2 ---- **口輪筋のトレーニング** -------

　唇を「右→左→斜め右上→斜め左上」、最後に「口角を下に下げて『へ』の字口にする」。この唇の動きをそれぞれ口輪筋全体に力を入れながら、5回繰り返す。

① 唇を右、②左

③斜め右上、④斜め左上

⑤口角を下に下げて「への字口」に

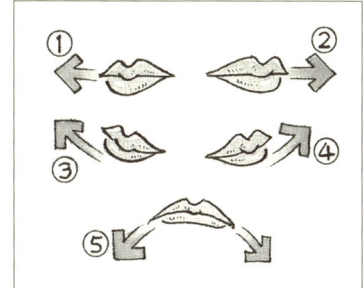

------- STEP3 ---- **眼輪筋のトレーニング** -------

　最初に、上まぶたの筋肉を使って、目だけで天井を見るつもりで、目を大きく上に見開いていく。次に、下まぶたの筋肉を使って、下を見るようにする。最後に「右→左→右回り→左回り」と、眼球を回転させる。このとき、目は開いたまま。トータル5回練習する。

①まぶたを引き上げ、目だけで天井を見る

②下まぶたを引き上げ、下を見る

③目を右→④左→⑤右回り→⑥左回りと動かす

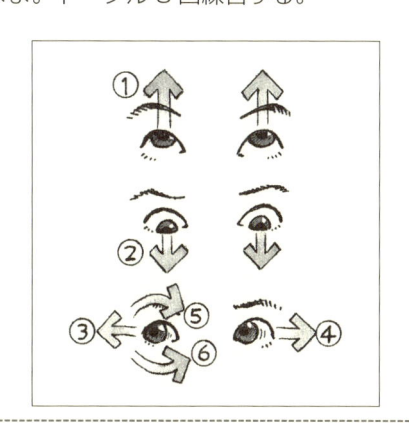

〔図表25〕　　　　笑顔のトレーニング　その3

STEP4　リップラインを確認する

　割りばしを、上唇と下唇の間で軽くくわえて、鏡の前に立つ。リップラインは、水平であるのがもっとも望ましい。けれど、右側だけで食べ物を嚙むとか、にやりと片側笑いをするなどの習慣がある人は、リップラインが傾いていることがある。

　急に直すことはできないが、笑うときに、いつも低いほうの唇をより強く上げるといい。下がってしまっている側で食べ物を嚙み、ほほの筋肉（大頰骨筋、小頰骨筋）をきたえる練習をする。

①割りばしを、唇で軽くくわえる

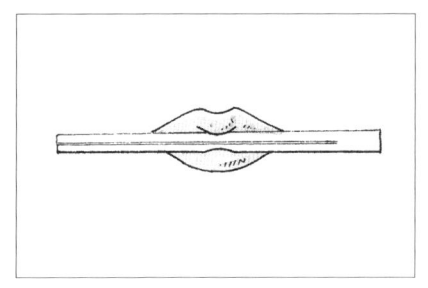

②リップラインが水平かどうか確認する

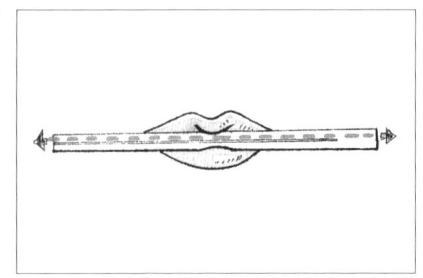

第5章 歯科医の「ＡＴＴの心とパフォーマンス」が勝ち残りの決め手

〔図表25〕　　　　　笑顔のトレーニング　その４
────────| STEP5 |---- スマイルトレーニング ────────

　軽くくわえた割りばしのラインから、３ミリから５ミリ、口角を上に上げる。船底形を作る要領。スマイルに慣れている人なら両サイドの口角を６ミリ上げて、１分間キープすることができる。
　目を大きく見開いたまま３〜５ミリのリップラインの上げ下げをする。「水平」→「上げる」を各30秒キープして、５セットを繰り返す。

①割りばしを加え、水平なリップラインを作り30秒キープする

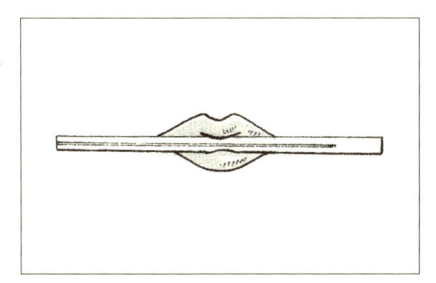

②口角を上げて30秒キープする

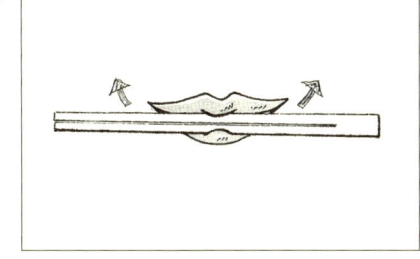

各30秒を５セット繰り返す

　トレーニングは朝晩の歯みがきや化粧の時間の合間で十分。手で軽く頬を押さえて、どんなふうに自分の筋肉が動いているか確認する。また普段から、ものを噛むときに、なるべく左右均等に噛むよう心がける。

（佐藤綾子『目つき・顔つき・態度を学べ！』2006年、㈱ディスカヴァー・トゥエンティワンより）

5 明るさを伝える「背骨」の活用法

患者さんが診察室に入ったとき、なんとなく暗い先生だと思ったり、元気があってパワフルで、いかにも治りそうな気がする先生だ、この先生を頼ってみようと、先生の姿勢や体つきから感じることがあります。

このような先生の体の動き全般を、パフォーマンス学では「動作学 (kinesics キネシクス)」と呼び運動学はキネマティクス (kinematics) と呼ばれるように、今でもキネは動きを示す単語に使われています。

キネ (kine) はラテン語の「動く」から派生しています。映画のシネマは「動画」、

さて、歯科医師がイスに座って治療をする場合、あるいは立って治療をする場合でも、あまり動き回っては治療になりませんから、実際には動作学といっても大きく動き回ることは不可能です。

したがって、歯科の場合、動き回ることではなく、「**先生の姿勢**」がキネシクスの主体になってきます。「はい、口を開けてください」というときも、棒立ちでいうのではなく、ちょっと横から患者さんの顔をのぞき込むような背骨の傾け方をして、「口を開けてくだ

第5章　歯科医の「ＡＴＴの心とパフォーマンス」が勝ち残りの決め手

〔図表26〕　　　**背骨を１つずつさわって意識を高める**

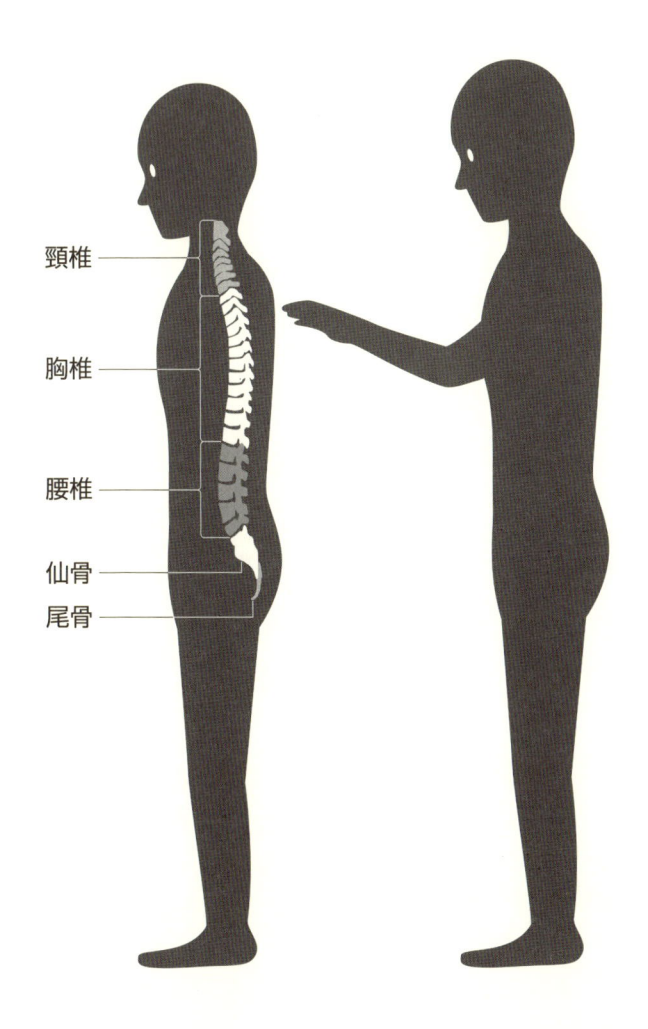

頸椎

胸椎

腰椎

仙骨
尾骨

（佐藤綾子『目つき・顔つき・態度を学べ！』2006年、㈱ディスカヴァー・トゥエンティワンより）

さい」あるいは「口をゆすいでください」というほうが、患者さんは自分が大切な1人の人間として扱われているという感じを持ちます。

ここで、極めつけのデータをひとつ付け加えておきましょう。私が大がかりな日米合同研究で得たパフォーマンス心理学の実験データです。

日本とアメリカ各500名以上の大学生を対象に、学生にもっとも最近に授業を受けた教師の顔を思い出してもらい、その教師に対して抱く好感的なイメージと、その教師の身体動作との関係を調べたものです。

この実験では、教師に対して抱く好感的イメージを「①好き ②面白い ③親しみが持てる ④快い ⑤誠実 ⑥思慮深い ⑦親切 ⑧尊敬できる ⑨公平 ⑩温かい」の10項目としました。

一方、教師の身体動作を「(1)立ち姿勢がよい (2)きびきびとした動作である (3)必要に応じて生徒に身を乗り出して話をする (4)必要に応じてタッチの動作（生徒の肩を叩く・握手をするなど）ができる」の4項目としたのです。

そして、**教師に対する好感的なイメージ10項目の得点の平均値と、その教師の身体動作4項目の得点の平均値をとって検討したところ、何と両者の間には「有意な相関」が認められました**。簡単にいえば、**姿勢や動作のよい教師は好かれていたり、尊敬されていたり**したのです。

第5章 歯科医の「ＡＴＴの心とパフォーマンス」が勝ち残りの決め手

このことは、**歯科医師の動作や姿勢が、患者さんが好感を持つか、反感を持つかの違い**に影響する可能性があることをも示しているでしょう。

とくに、何かちょっとしたミスがあって、患者さんに謝らなければならない場合などは、先生の身体の姿勢が本当に大きな意味を持ちます。

まっすぐ立ったまま「すみません」といったのでは反感を持たれるだけです。あるいは腕組みをしたまま患者さんの話を聞くと、「冷たい対応をされた」とか、「よく聞いてもらえていない」と、患者さんは誤解や不満の感情を持ちます。腕組みが先生の防衛心や回避欲求を示すからです。

たとえば、謝罪が必要な場面でも、実際に冷たい対応をしているわけではないのですが、前のめりになって深く頭を下げる動作をしなかったので、「医師だから威張っている」とか、「歯科医師は謝る気がないのだ」といわれるのは、デンタルパフォーマンスを標榜する素晴らしい先生方には心外なことでしょう。

元気に満ちて、まっすぐよい姿勢で立ちながら、患者さんに対して褒めたり、注意したり、謝ったりするときには、その意図がよく伝わるように背骨を前傾させる、そして動くときにはキビキビと動き、きちんと目を見て話す——こうした体全体の表現が、先生の明るさ、治療への意欲、患者さんへの愛情を正しく伝えていきます。もちろんスタッフも、先生のそんな姿をよく見ていて影響を受け、見習っていくに違いありません。

6 話を理解していない患者さんへの明るい説得法

歯科医師が、患者さんに「この矯正の仕方についてご説明をします」といって説明をしたり、「このインプラントの技術は、現在このレベルで、経費はどれくらいで……」と説明しているときに、"どうもこの患者さんは、おとなしく聞いてハイハイといっているが、正確なところを理解していないな"と感じることがあります。

また、患者さんの目線が泳いでいたり、「ええっと、先生、それについてはこういう意味ですか」と言い換えてきたときの、質問の内容がまったく先生の意図するものと違っていて、がっかりすることがあります。

一般的なコミュニケーションでも、二者の対話場面で話し手が話を理解するとき、相手が同じバックグランドを持っているとは限りません。

まして歯科医院で先生の話に専門用語が混じっていたりすれば、なかなか患者さんにはわかりにくいことも多いのです。患者さんがわかるように説明を工夫しながら、場合によっては「これは保険ではできませんから、保険外のこのやり方を採用してもらうのが一番いいと思います」というような提案まで持ち込むのは大変なことです。それでも、先生

152

第5章　歯科医の「ＡＴＴの心とパフォーマンス」が勝ち残りの決め手

としては自分の話の落としどころを心の中で用意しながら、きっちりと話をつけなければならない場合があります。

そんなときに大切なことは、先生がこれから患者さんを説得しようとするポイントを、たくさん並べずに、まずはひとつに絞っていくことです。**ポイント・オブ・サジェスチョン（ＰＯＳ）の絞込み**です。

そして、その説得をするときに、なぜそれがよいのかという「**支持材料（サポーティング・マテリアル）」を具体的に示す**必要があります。たとえば「今まで100人の患者さんにこの手法を行ったところ、99人の人がこれは最高の方法だと答えています」というように、数字やエビデンスをあげながら患者さんに説得していくのです。

「私がこういっているのだから、こうなんですよ」「こうに決まっているではありませんか」などと決めつけても、患者さんは簡単に了承しません。その主張を支持する「支持材料」がきちんとあり、その材料に対して、納得したときにやっと患者さんは説得されていくわけです。

理解しにくい患者さんだなと思ったら、あれこれたくさんの項目を並べずに、1つか2つにきちんと焦点を絞ること、その治療法を行ったらどんなメリットがあるのかを具体的に伝えていくことです。

この手順が習慣化されると、「さて、この患者さんに何をどういおうか」などと、いち

いち迷うことなく手際のよい説明ができ、時間も節約されますし、先生の自己表現が常に明るく、爽やかなものになります。

ここまでお読みくださった読者の先生方への私からの心からの御礼の気持ちを込めて、日頃、私のセミナーでプレゼンテーションのトレーニングに使っている「ＡＳ（佐藤綾子式）プレゼンマニュアル」のシートを掲示しておきます。このシートは、何人かの歯科の先生方と相談しながら、歯科医師用に作成したものです。

念のため、ここでのＰＯＳはインプラントの提案を採用していますが、提案の内容は他のどんなことであっても使える基本形です。

先生はもちろんですが、スタッフの方々にも、気軽に練習の手がかりにしていただけると、日頃の患者さんへのものの言い方のチェックにもなって役立つことと思います。

154

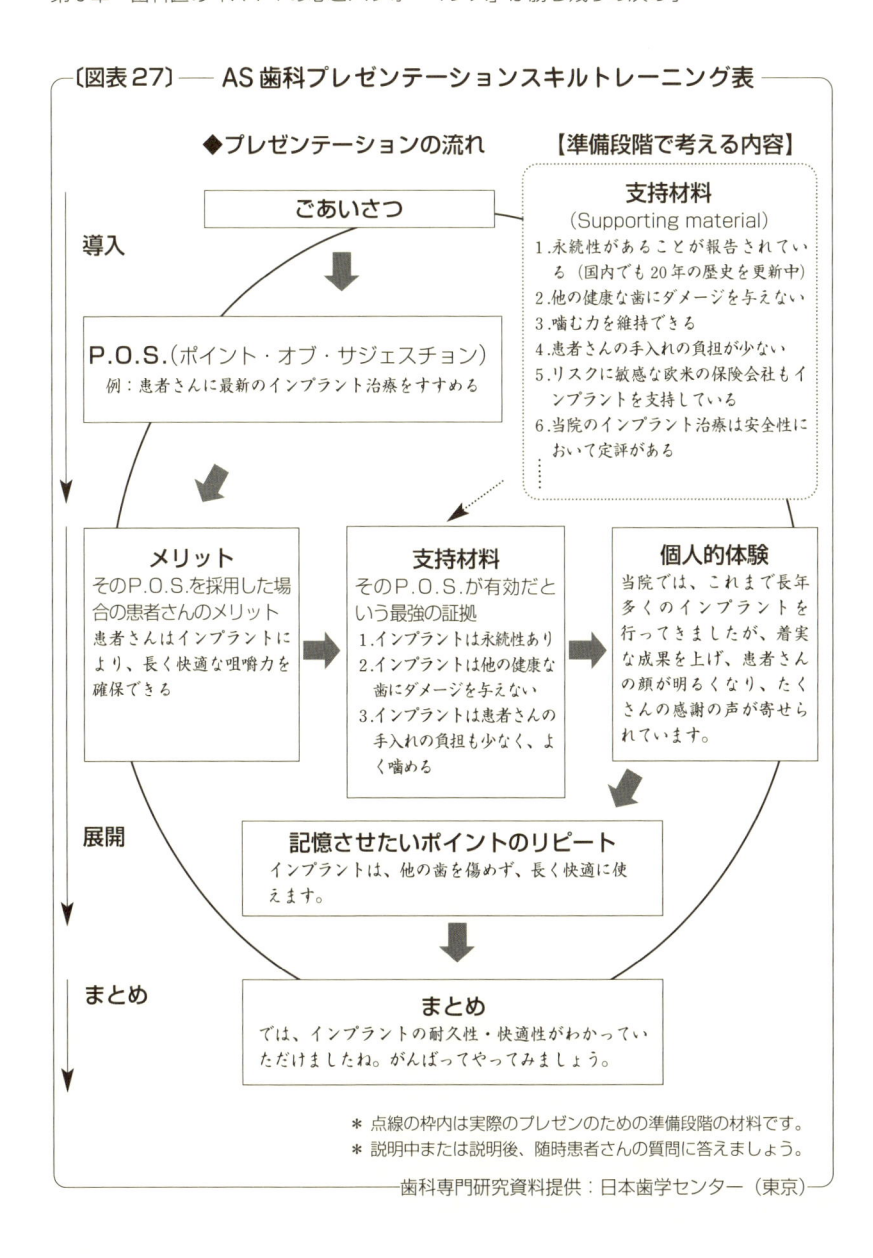

第5章　歯科医の「ＡＴＴの心とパフォーマンス」が勝ち残りの決め手

〔図表27〕── AS歯科プレゼンテーションスキルトレーニング表

◆プレゼンテーションの流れ　　【準備段階で考える内容】

導入

ごあいさつ

支持材料
(Supporting material)
1. 永続性があることが報告されている（国内でも20年の歴史を更新中）
2. 他の健康な歯にダメージを与えない
3. 噛む力を維持できる
4. 患者さんの手入れの負担が少ない
5. リスクに敏感な欧米の保険会社もインプラントを支持している
6. 当院のインプラント治療は安全性において定評がある

P.O.S.（ポイント・オブ・サジェスチョン）
例：患者さんに最新のインプラント治療をすすめる

メリット
そのP.O.S.を採用した場合の患者さんのメリット
患者さんはインプラントにより、長く快適な咀嚼力を確保できる

支持材料
そのP.O.S.が有効だという最強の証明
1. インプラントは永続性あり
2. インプラントは他の健康な歯にダメージを与えない
3. インプラントは患者さんの手入れの負担も少なく、よく噛める

個人的体験
当院では、これまで長年多くのインプラントを行ってきましたが、着実な成果を上げ、患者さんの顔が明るくなり、たくさんの感謝の声が寄せられています。

展開

記憶させたいポイントのリピート
インプラントは、他の歯を傷めず、長く快適に使えます。

まとめ

まとめ
では、インプラントの耐久性・快適性がわかっていただけましたね。がんばってやってみましょう。

＊ 点線の枠内は実際のプレゼンのための準備段階の材料です。
＊ 説明中または説明後、随時患者さんの質問に答えましょう。

──歯科専門研究資料提供：日本歯学センター（東京）─

あとがき——歯科医院は筋書きのないドラマのステージ

「私たちの人生は、筋書き(プロット)のないドラマだ」とはよくいわれることです。

舞台上の演劇ならば、登場人物の性格(キャラクター)はすでに決まっており、物語は悲劇(トラジェディ)なり喜劇(コメディ)なり、あるいは両者ミックスの悲喜劇(トラジコメディ)なりの設定に従って、「始めあり→中あり→終わりあり」と、予定どおりのプロットですんでいきます。

ところが、診察室はこうはいきません。入室した患者さんはいきなり、「先生、どうなっているんですか。先週治していただいた下の奥から2番目の歯が、もう痛くなってたまらないのです」と、強く確定的な痛みを訴えたり、

「あのう、右の奥全体が痛いようなのですが、どこが痛いのかもよくわからないし、痛くないときもあるし……、沁みるときもあれば、平気なときもあって……」と、自分の主訴さえ動き回っている様子の人もいます。

その主訴にしても、正確なコトバでいわれていなかったり、心細さのせいか、蚊の鳴くような小さな声もあれば、発音が悪くて聞き取れない場合もあります。

しかも、治療そのものに対処するのは、先生の専門力で十分だとしても、治療効果を十

157

分にあげるためには、患者さんの性格やその時の感情への配慮も必要になってきます。

「支配欲求」が強く、どちらかというと、「威張り屋さん」の患者さんは、先生があまり強い言い方でひとつの治療法を断定すると、内心反発を感じ、「ヨソの医院も同じことをいうのかな？ ここは、自分が快適に治療を受けられる場所ではないかもしれない」と思う可能性もあります。

一方、「服従欲求」が強く、不安いっぱいできた患者さんは、先生のちょっとした優しいコトバがけや、小さなスマイルにも敏感に反応して、感謝の気持ちに満たされることでしょう。

これらすべてを考慮しながら、**「適切な治療」**と**「感謝・感動」**と**「信頼」**のトリプル効果を終結点に設定した**「診療のプロット」**を書くのが、脚本家としての先生の仕事です。刻々と動いていく現実の事態の中で、最善のプロットを立て、それをスタッフ一同と心を合わせて、**一丸となって見事に演出していくこと**になります。

しかも、患者さんは、先生やスタッフの顔や動作や姿勢を一生懸命見ています。「きちんと治してほしい」「自分が選んだ医院は、最善の選択だったと思いたい」——このような切実な完治への欲求と、さまざまな願望が合わさって、**患者さんは時に熱心な「観者さん」**にもなります。

このような舞台上のドラマよりも、もっと複雑系でシリアスなドラマを、「狙いどおり

158

あとがき

の治療効果」+「感謝・感動」+「信頼関係」という収穫を着実に手に入れるために演じていくこと(パフォームしていくこと)。本書のどのページをとっても、この目的達成のための基本的な視点と、具体的なノウハウが書き込めたのではないかと思っています。

「パフォーマンス・心理学」という、歯科の先生方からはまったく異なった視点からの本書の提案が、何かと難しい時代に、歯科医院を経営し運営する先生にとって、少しでもお役に立つことができたら、著者としても望外の喜びであり、深く感謝申し上げます。

なお、スマイルを中心とした顔の表情研究および歯科治療の実際についての下調べやアンケート、文献集め、診察室での観察などのために、多くの医師および歯科医師の先生方のご指導とご協力をいただきました。聖路加国際病院の日野原重明先生、昭和大学医学部の綾木雅彦先生と藤沢邦見先生、日本歯学センターの田北敏行先生と田北行宏先生、リオン歯科医院の池浦隆先生、安藤歯科クリニックの安藤正遵先生、ティースアートデンタルクリニックの椿滋男先生、そして、本書執筆にあたり、強力な制作パートナーとなってくださったクインテッセンス出版の村岡廣介編集長と、スタッフの江森かおりさんに、心からの御礼を申し上げます。

2009年7月20日

佐藤　綾子

【関係諸団体とその連絡先】

①「佐藤綾子のパフォーマンス学講座®」
（文部科学省認可（社）パフォーマンス教育協会後援団体）

```
［連絡先］　国際パフォーマンス研究所
〒156-0045　東京都世田谷区桜上水 4-18-26
Tel: 03-5357-3855　Fax: 03-3290-0590
ホームページ　http://www.spis.co.jp/seminar/
E-mail：information@spis.co.jp
```

1994年4月に創立。長年の歴史と高い評価を誇る自己表現能力向上のためのセミナーです。1年間で公認パフォーマンスカウンセラーの資格取得可能。さらに、専科コースを経て、文部科学省認可団体社団法人パフォーマンス教育協会の認定資格・認定パフォーマンスインストラクターあり。2009年現在、隔週土曜日の通年講座開講中です。随時入学可能。講座1コマを聴講できる体験入学制度もあります。ご希望の方には入学案内書をお送りします。

②「社団法人パフォーマンス教育協会（国際パフォーマンス学会）」

```
［連絡先］　社団法人パフォーマンス教育協会
〒156-0045　東京都世田谷区桜上水 4-18-26
Tel: 03-5357-3858　Fax: 03-3290-0590
ホームページ　http://www.ipef.jp/
E-mail：shadan@spis.co.jp
```

1992年10月に設立された日本初の産学協同体制の学会です。コンベンション・セミナー・ワークショップ等を行っています。会員には機関誌・ニューズレターを配付します。ご希望の方には入会案内書をお送りします。

※パフォーマンスおよびパフォーマンス学（日常生活における自己表現学）は佐藤綾子により商標登録されています。許可なく使用を禁じます。

〔著者のプロフィール〕
佐藤　綾子（さとう　あやこ）

長野県生まれ。信州大学教育学部卒業。上智大学大学院文学研究科を経て、ニューヨーク大学大学院パフォーマンス研究学科卒業。上智大学大学院博士後期過程修了。博士（パフォーマンス学・心理学）。日本大学芸術学部教授、社団法人パフォーマンス教育協会（国際パフォーマンス学会）理事長。国際パフォーマンス研究所代表。日本のパフォーマンス学の第一人者として政・財・医学界に多くの支持者を持ち、広く社会人のパフォーマンス教育に情熱を注いでいる。連載は『日経メディカル』『臨床眼科』など多数。著書は『自分をどう表現するか』『思いやりの日本人』（以上、講談社現代新書）『プレゼンに勝つ！「魅せ方」の技術』（ダイヤモンド社）『目つき・顔つき・態度を学べ!!』（ディスカヴァー・トゥエンティワン）『キレない心を育てる！』（講談社）『日経WOMAN　元気のバイブル』（日経ビジネス人文庫）『なぜあの人は尊敬されるのか』（中経出版）『一瞬の表情で人を見抜く法』（PHP研究所）など。本書が153冊目にあたる。

佐藤綾子さんへのメッセージ大募集
佐藤綾子さんへの応援メールを下記アドレスまでお願いします。また、この本を読んでのご感想などをぜひお送りください。お待ちしています。
sato@spis.co.jp

〔歯科医院経営実践マニュアル〕
患者さんとスタッフの心をつかむデンタルパフォーマンス

2009年9月10日　第1版第1刷発行

著　　者	佐藤　綾子（さとう　あやこ）	
発　行　人	佐々木一高	
発　行　所	クインテッセンス出版株式会社	

東京都文京区本郷3丁目2番6号　〒113-0033
クイントハウスビル　電話 (03) 5842-2270 (代　表)
　　　　　　　　　　　　(03) 5842-2272 (営業部)
　　　　　　　　　　　　(03) 5842-2280 (編集部)
web page address　http://www.quint-j.co.jp/

印刷・製本　サン美術印刷株式会社

©2009　クインテッセンス出版株式会社　　禁無断転載・複写
Printed in Japan　　　　　　　　　　　落丁本・乱丁本はお取り替えします
　　　　　　　　　　　ISBN978-4-7812-0096-5　C3047

定価はカバーに表示してあります

―― ★ コミュニケーション力をUPする！★ ――

〔歯科医院経営実践マニュアル vol.1〕
患者さんの心と信頼をつかむ
コトバづかいと話し方
■山岸弘子（NHK学園専任講師）
■184ページ／モリタコード805187

歯科医院での場面別（受付→待合室→診察室……）での正しいコトバづかいや患者さんへの話し方・応対が、良い例・悪い例で一目瞭然。本書の豊富なチェックシートをもとに、院内のコトバづかいをチェックし、改善してください。

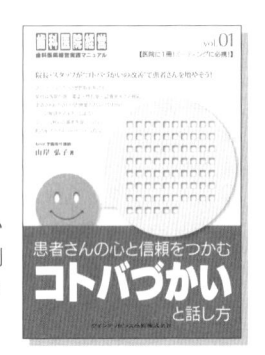

〔歯科医院経営実践マニュアル vol.14〕
院内での正しいマナーと
コトバづかい
■山岸弘子（NHK学園専任講師）
■192ページ／モリタコード805252

患者さんとの信頼関係の構築は、密なるコミュニケーションのとり方とマナーにかかってくる。そのため、最優先で覚えたい敬語と電話応対の基本を身につけ、正しいコトバづかい、正しいマナーをどういう場面で、どう表現していくか――をズバリ解説。

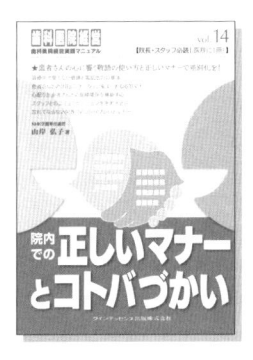

〔歯科医院経営実践マニュアル vol.16〕
心理セラピストが贈る
魔法のコミュニケーション
■水木さとみ（㈱メディカルヒーリング研究所）
■168ページ／モリタコード805263

歯科医療分野で、心理学をベースにカウンセリング・コミュニケーション研修を実践してきた著者が、初診時インタビューの心得やクレーム対応のアプローチなど、心理分析を通して"患者さんとの信頼関係を深める"実践技法などを実例で紹介。

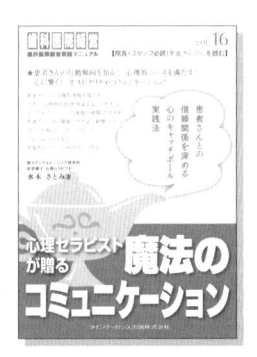

●サイズ:A5判　●128〜208ページ　●定価:2,100円（本体2,000円・税5%）

クインテッセンス出版株式会社
〒113-0033　東京都文京区本郷3丁目2番6号　クイントハウスビル
TEL. 03-5842-2272(営業)　FAX. 03-5800-7592　http://www.quint-j.co.jp/　e-mail mb@quint-j.co.jp

― ★ 成功事例に学ぶ ★ ―

〔歯科医院経営実践マニュアル　vol.24〕
あなたの歯科医院を90日で成功させる
- 山下剛史（デンタルクリニック会計事務所）
- 坂井秀明（医療法人育歩会　坂井歯科医院）
- 208ページ／モリタコード805328

医院存続の危機にある歯科医院の再生を賭け、成功医院をモデルに、1日患者数100人、自費率50％の歯科医院へと軌道に乗せていくプロセスを、スイスイ読める小説仕立てで展開していく。

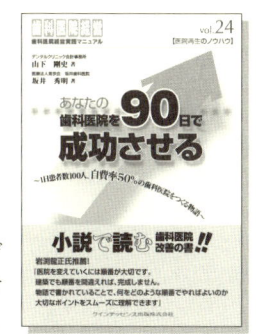

〔歯科医院経営実践マニュアル　vol.25〕
歯科医院《看板》の成功法則
- 小山雅明／メディカルチーム（アイワ広告㈱）
- 160ページ／モリタコード805333

看板は365日休まず働く、歯科医院最強の営業マン。その看板をどんなデザイン・色にするか、どこに設置するか、その工夫一つで、集患率が高まり、自費率が確実にアップすることが実感としてわかる1冊。改装事例のBefore・Afterをカラーで。

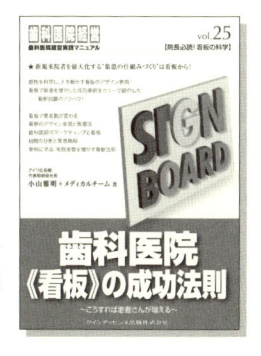

〔歯科医院経営実践マニュアル　vol.26〕
巧みな情報発信は成功する院長の条件
- 伊藤日出男（クレセル㈱代表取締役）
- 184ページ／モリタコード805344

広告・情報を制する者が勝つ――従来からのポスティングチラシ、院内パンフ、看板などにWebサイトを加え、他院と差別化をはかるクロスメディア作戦をどう組み立てていくかなどを、実例をまじえながら具体的に解説。

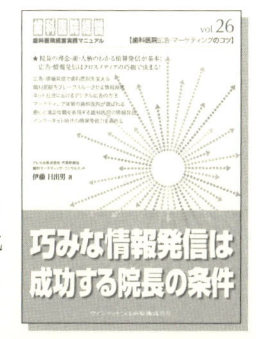

●サイズ：A5判　●128〜208ページ　●定価：2,100円（本体2,000円・税5％）

クインテッセンス出版株式会社
〒113-0033　東京都文京区本郷3丁目2番6号　クイントハウスビル
TEL. 03-5842-2272（営業）　FAX. 03-5800-7592　http://www.quint-j.co.jp/　e-mail mb@quint-j.co.jp

━━━━━━━━━━ ★ 医院経営を飛躍的に改善する ★ ━━━━━━━━━━

〔歯科医院経営実践マニュアル vol.6〕
3ヵ月で医院が変わる
勝ち組歯科医院経営55のポイント
■寶谷光教 (㈱デンタル・マーケティング)
■184ページ／モリタコード805210

歯科医院を繁盛させ、勝ち残っていくために、今何をしなければならないのか──経営理念の確立から、来院者データの分析、自費率アップの知恵、HP活用のコツ、すぐ取り組める患者満足のための18の工夫など、医院経営のツボを55にまとめた。

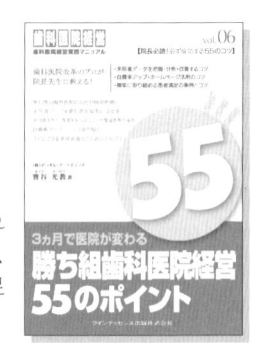

〔歯科医院経営実践マニュアル vol.18〕
驚異のミーティングで
医院経営が変わる
■寶谷光教 (㈱デンタル・マーケティング)
■大崎政雄 (㈱産業能率大学総合研究所)
■168ページ／モリタコード805282

スタッフを意欲的な集団に変えるには、現在の医院組織の成熟度にあわせたミーティングを行うこと。ミーティングのやり方を少し変えるだけで、驚異的な効果をもたらすノウハウを紹介。

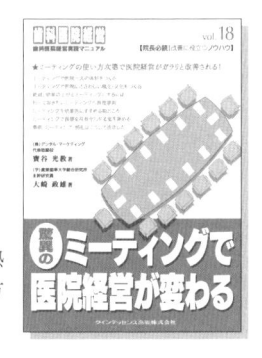

〔歯科医院経営実践マニュアル vol.3〕
〔図解〕今すぐ使えるスタッフの
人事評価と給与決定システム
■竹田元治・岡 輝之 (㈱新経営サービス)
■184ページ／モリタコード805196

いい人材を確保し育成するためにも、働く環境の整備は緊急のテーマ。歯科医院専門に人事制度を指導している著者らが、簡単にできる給与決定システムを図表で解説。ちょっとアレンジすれば、そのままあなたの医院の人事評価・給与制度の完成！

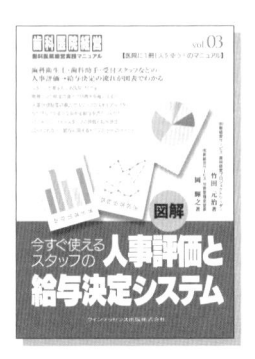

●サイズ：A5判　●128～208ページ　●定価：2,100円（本体2,000円・税5%）

クインテッセンス出版株式会社
〒113-0033　東京都文京区本郷3丁目2番6号　クイントハウスビル
TEL. 03-5842-2272(営業)　FAX. 03-5800-7592　http://www.quint-j.co.jp/　e-mail mb@quint-j.co.jp